Flexible Ureteroscopy

输尿管软镜术

主　审　孙颖浩　叶章群

主　编　曾国华　高小峰

副主编　刘永达

编　者（以单位首字笔画和姓氏笔画为序）

广州医科大学附属第一医院微创外科中心泌尿外科：

　　刘永达　刘丽欢　孙红玲　吴文起　何朝辉　钟　文

　　钟东亮　袁　坚　曾国华　雷　鸣

广州医科大学附属第一医院麻醉手术科：

　　赵子良　谭菁瑜

上海长海医院泌尿外科：

　　高小峰　李　凌

北京大学吴阶平泌尿外科医学中心：

　　于澄钒　王　刚　孙国锋　朱　鹤　那彦群　张　弋

宁波大学医学院附属宁波市第一医院：

　　刘冠琳　程　跃

人民卫生出版社

图书在版编目（CIP）数据

输尿管软镜术/曾国华,高小峰主编.—北京:人民卫生出版社,2014

ISBN 978-7-117-18692-6

Ⅰ.①输… Ⅱ.①曾…②高… Ⅲ.①内窥镜-应用-输尿管疾病-泌尿系统外科手术 Ⅳ.①R699.4

中国版本图书馆 CIP 数据核字(2014)第 027414 号

| 人卫社官网 | www. pmph. com | 出版物查询，在线购书 |
| 人卫医学网 | www. ipmph. com | 医学考试辅导，医学数据库服务，医学教育资源，大众健康资讯 |

输尿管软镜术

主　　编：曾国华　　高小峰

出版发行：人民卫生出版社（中继线 010-59780011）

地　　址：北京市朝阳区潘家园南里 19 号

邮　　编：100021

E - mail：pmph @ pmph. com

购书热线：010-59787592　　010-59787584　　010-65264830

印　　刷：北京盛通印刷股份有限公司

经　　销：新华书店

开　　本：787×1092　1/16　　**印张**：12

字　　数：292 千字

版　　次：2014 年 4 月第 1 版　　2015 年 8 月第 1 版第 2 次印刷

标准书号：ISBN 978-7-117-18692-6/R・18693

定价(含光盘)：128.00 元

打击盗版举报电话：**010-59787491**　　**E-mail：WQ @ pmph. com**

（凡属印装质量问题请与本社市场营销中心联系退换）

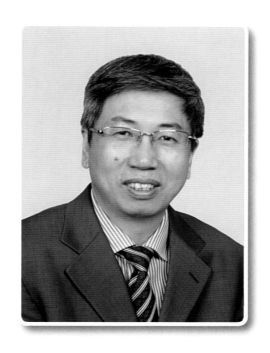

曾国华　教授、主任医师、博士研究生导师，广州医科大学附属第一医院副院长、微创外科中心主任、泌尿外科学科带头人、广东省泌尿外科重点实验室主任。中华医学会泌尿外科学分会全国委员、广东省医学会泌尿外科分会副主任委员、《中国内镜杂志》副主编、《Urolithiasis》编委、《中华泌尿外科杂志》编委、欧洲泌尿外科学会结石学组 international associate member。主要研究方向为泌尿系结石的微创治疗以及病因学防治。

以第一作者或通讯作者发表 SCI 论文 25 篇，主编《经皮肾镜取石术》，参编《Urolithiasis—Basic Science to Clinical Practice》等 9 本书籍，主持国家自然基金 3 项。曾获中华医学会泌尿外科分会钻石奖、国家科技进步二等奖等。

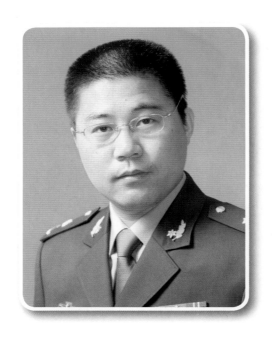

高小峰　副教授、副主任医师。中国人民解放军第二军医大学附属长海医院泌尿外科主任助理。中华医学会泌尿外科学会泌尿系结石学组委员、泌尿系感染与炎症学组筹备组委员，上海市医学会泌尿外科分会结石学组委员。

师从著名泌尿外科专家孙颖浩教授，致力于泌尿系结石病的基础研究和微创治疗。较早开展了输尿管软镜镜检术、输尿管软镜钬激光碎石取石术、输尿管软镜钬激光治疗上尿路尿路上皮肿瘤术，输尿管软镜联合经皮肾镜治疗复杂性上尿路结石，并积极在国内推广该类技术。参与编写中国鹿角形肾结石诊断治疗指南、中国输尿管结石诊断治疗指南、中国泌尿系感染诊断治疗指南。

第一申请人获得国家自然科学基金 2 项，科技部基金 1 项，上海市科委基金 1 项。"泌尿系结石的微创治疗" 2006 年获得上海市科技进步奖一等奖，2007 年获得国家科技进步奖二等奖。

序（一）

随着医学科学的进步,微创技术已成为外科治疗领域的重要组成部分和重要的发展方向。泌尿外科技术是最早使用微创技术的学科之一。在过去半个多世纪,在物理学、光学、材料学、机械学以及电子计算机技术的推动下,泌尿外科微创技术出现了飞跃性的发展,相继出现了输尿管镜技术、体外冲击波碎石技术、经尿道电切除技术、经皮肾镜技术及腹腔镜技术等,使泌尿系统疾病的治疗方法发生了革命性的变化。

早在 1912 年,Hugh Hampton Yong 第一次使用所谓的"输尿管软镜",他用 9.5F 的输尿管软镜观察因后尿道瓣膜导致扩张的输尿管。后来 Marshall、Takagi 和 Bush 先后报道了软镜的使用经验。但由于当时软镜设计的缺陷,使得它的发展落后于输尿管硬镜。随后,输尿管软镜技术经历了飞跃式的发展,表现为主动弯曲度增大,辅助被动弯曲,具有操作通道可以灌注或进行器械操作,光纤技术的进步使视野更清晰。因此,目前国内外开展输尿管软镜技术如雨后春笋。

但是,国内目前只有少数医院在熟练开展输尿管软镜技术,很多医院正在尝试开展输尿管软镜技术。由于目前软镜术的操作水平不一,操作方法也不一致,给该手术的进一步推广与应用造成一定的困难。

本书的主编广州医科大学附属第一医院(原名:广州医学院第一附属医院)的曾国华教授和上海长海医院的高小峰教授,以及他们的团队,在输尿管软镜技术方面进行了多年的积极探索,在实践中积累了丰富的经验。他们邀请了国内开展输尿管软镜的专家共同编写了这本《输尿管软镜术》。该书内容比较全面,包括输尿管软镜术的发展历史、相关器械、应用解剖学、影像学检查、适应证和禁忌证、术前准备和麻醉选择、操作步骤、临床应用、并发症防治、围手术期护理、软镜的维护保养、模拟训练方法以及软镜术的应用展望。该书有较高的学术水平及临床参考价值。我诚挚向同行们推荐这本专著。

郭应禄

中国工程院院士

2014 年 1 月在北京

序（二）

　　尿石症是泌尿外科的常见病和多发病。目前治疗尿石症的主要微创技术包括体外冲击波碎石技术、硬性输尿管镜技术、经皮肾镜技术、腹腔镜技术和软性输尿管镜技术。

　　20世纪80年代初，我国开始开展硬性输尿管镜技术和经皮肾镜取石术，最早在北京、上海、广州开展。1984年我国学者吴开俊教授留美回国，率先引入经皮肾镜取石术并成功举办全国第一期经皮肾镜技术学习班，其后不断完善、发展、推广有中国特色的微通道经皮肾镜技术。目前广州医科大学附属第一医院、上海长海医院等国内多所三甲医院正致力于推广软性输尿管技术。

　　在过去，因为输尿管软镜本身设计不足，容易坏，性价比差，没有适合的碎石与取石器械等原因，输尿管软镜技术一直处于停滞不前的状态。

　　近几年来，软性输尿管镜技术经历了飞跃式的发展，表现为主动弯曲度增大，辅助被动弯曲，具有操作通道可以灌注或进行器械操作，光纤技术的进步使视野更清晰。因此，目前国内外开展输尿管软镜技术如雨后春笋。

　　本书的执笔者广州医科大学附属第一医院（原名：广州医学院第一附属医院）的曾国华教授、上海长海医院泌尿外科的高小峰教授、北京大学吴阶平泌尿外科医学中心的张弋教授、宁波大学医学院附属宁波市第一医院的程跃教授，以及他们的团队，在输尿管软镜技术方面进行了多年的积极探索，在实践中积累了丰富的经验，共同编写了这本《输尿管软镜术》。该书内容比较全面，具有较高的学术水平及临床参考价值，适合于国内医护人员学习和推广输尿管软镜技术。

中华医学会泌尿外科分会前任主任委员
2014年1月广州

前　言

泌尿系结石是泌尿外科常见疾病,早在 1901 年就在埃及古墓尸骸的骨盆中发现结石,其发病率占泌尿系统疾病的 6%～10%,而且近年来其发病率均有增加趋势。目前,在我国南方的多数医院,尿石症患者占住院患者 60%。以前的治疗方式主要以开放手术为主,但是随着影像学、内镜成像技术、医学工程学等相关学科的迅速发展,尿石症开放手术的治疗方法逐步被体外震波碎石术、输尿管镜取石术、经皮肾镜取石术、腹腔镜下取石术等微创治疗方式取代。

随着人民对自我身体健康的关注以及医疗保障水平的提高,巨大的、铸型的肾结石的发生率将会减小,取而代之为细小肾盂、肾盏或输尿管结石。因此,具有出血风险的经皮肾镜取石术将会越来越少被采用;而体外震波碎石术、输尿管硬镜取石术、输尿管软镜取石术等创伤小的手术将会越来越多被采用。

在过去的半个多世纪,输尿管软镜技术经历了飞跃式的发展:1960 年,Victor F. Marshall 在输尿管切开取石术中首次应用 ACMI 公司的被动弯曲输尿管镜观察肾盂;1964 年,首次完成第一例经尿道输尿管镜软镜检查,在 26F 膀胱镜辅助下,观察到左输尿管内结石。1971 年,日本的 Takagi 等在 Olympus 公司的合作下,设计出世界首条主动弯曲输尿管软镜,既没有操作通道,也没有灌注通道,只能靠应用利尿剂来改善视野。20 世纪 80 年代到 90 年代软镜的设计有了较大的飞跃,表现为主动弯曲度增大,辅助被动弯曲,操作通道可以灌注或进行器械操作,光纤技术的进步使视野更清晰。2000 年后设计的软镜有双主动弯曲,镜体末端有 2 个主动弯曲点,弯曲幅度达 270°。随后,随着输尿管软镜的不断改进和医务人员对输尿管软镜技术不断掌握,输尿管软镜的使用寿命不断延长。因此,未来的输尿管软镜技术将会得到蓬勃发展。

目前,国内只有少数医院在熟练开展输尿管软镜技术,很多医院正在尝试开展输尿管软镜技术。但是国内尚未有系统而全面介绍输尿管软镜技术的专著。有鉴于此,我们组织国内相关专家撰写了《输尿管软镜术》一书。

《输尿管软镜术》全书分为十三章,从输尿管软镜的发展历史开始,详细介绍了输尿管软镜及其相关器械的构造与特性,软镜术相关的应用解剖学、影像学检查、适应证与禁忌证、术前准备和麻醉选择。分解说明软镜操作的每一个步骤,并结合具体病例阐述输尿管软镜术的临床应用情况。结合临床工作和文献检索,详述输尿管软镜术并发症的防治、围手术期护理和软镜的维护保养。

最后还提供了输尿管软镜术的模拟训练方法和未来输尿管软镜术的应用展望。

此书的编写人员具有丰富输尿管软镜手术的经验,在编写过程中参阅了大量的国内外文献,并结合自身的经验把输尿管软镜术的最新进展介绍给大家。同时,在每章的最后列出了参考文献,供读者参考。本书凝聚了各位作者的心血,可以作为各级泌尿外科医生学习输尿管软镜术的参考书,希望此书对开展软镜术的泌尿外科医生有所帮助。

本书部分彩图由甄小欣老师绘制,彩图的处理得到欧莉莉老师、王淑雯老师大力帮助,特此鸣谢!

尽管我们作出了努力,但由于编者学识水平有限,难免出现一些漏洞,甚至错误,在此恳请各位同道多提宝贵意见,以望再版时补充修正。

曾国华　高小峰

2014 年 1 月

目　录

第一章

输尿管软镜的发展史

联合使用输尿管硬镜和软镜治疗上尿路疾病是现代泌尿外科技术的特点之一。从设计和应用特点来看,输尿管硬镜更适合处理输尿管中下段病变,而输尿管软镜更适合处理输尿管上段和肾脏集合系统的病变,因此也许输尿管软镜称为可曲性输尿管肾镜更适合。一般来说,不管输尿管行程如何成角,输尿管软镜均能安全地越过髂血管并在直视下进入肾盂和肾小盏。现今由于一次性输尿管通道鞘的广泛使用,临床上使用输尿管软镜时需要扩张输尿管口的情况已不常见;而随着镜体制作的精良、纤维光纤技术的进步和主动弯曲机制的发展,输尿管软镜的设计和尺寸均不断改进,输尿管软镜在临床应用范围也不断扩展;辅助器械的发展更增加了软镜的治疗作用。

第一节　输尿管软镜设计的历史

输尿管软镜的发展史与可曲性光导纤维的发展史紧密联系在一起。当光通过透明的媒介(如玻璃等)进行传播时,光的内反射发生在媒介与周围物质之间。1854年伦敦的John Tyndall首先发现了光的这一特性,利用这一光的反射特性采用可曲性玻璃来改变甚至"弯曲"光的传导方向,这就是光导纤维传导光的原理。当前所有医用纤维内镜(包括输尿管软镜)均是在光的这一物理特性基础上开发利用的。

现今所有的输尿管软镜(纤维镜)在设计上大同小异,均包括下面3类基本要素:光学系统、弯曲机制和工作通道。设计的变化主要体现在镜体的尺寸大小、导光束整合于镜体中间的方式以及工作通道是否可移动。在20世纪60年代最初的输尿管软镜没有工作通道,也缺乏镜体主动弯曲的功能,其进入肾脏集合系统只能靠自身的被动弯曲,到达肾下盏的能力有限,因而在使用上只能起一定的诊断作用而无治疗功能。输尿管软镜设计的完善得益于20世纪80年代芝加哥大学Bagley及其同事们的开创性工作,他们设计了具有工作通道、同时具有主动弯曲功能的软镜,从而使软镜真正成为一个既能诊断又能治疗的器械。

一、光 学 系 统

输尿管软镜的光学系统由可曲性光导成像和导光束构成,这些纤维均由融化的玻璃拉伸而成。光导纤维能将入射光以一定的比例从一端传递到另一端;当这些纤维随意包束在一起时,它们能提供优越的导光性能但不能传导图像。而当这些纤维以方向一致的方式包束在一起时,包束内每根纤维传导的光将融合在一起则可传导图像;分别在这些光导纤维的近端和远端附上小的透镜就能形成望远镜,从而可产生图像放大,增加视野和聚焦的能力。

为了提高光导纤维的柔软性、可曲性,现代输尿管软镜的设计上均是在这些光导纤维表面再均匀地包绕一层不同反射系数的玻璃纤维(即包束),这种包绕方式改善了内反射和光的传导,同时也提高了光导纤维的使用耐久性。在纤维软镜的设计中由于这些成像纤维不参与传导光,它们与导光纤维均匀分布产生的像素间隔形成了纤维镜图像特有的网格样外观(mesh-like appearance),也就是 Moiré 效应。生产工艺的发展进步使光导纤维可更紧密地铺束,从而改善了图像质量,减小了镜体的外径并增加工作通道的口径。在 20 世纪 90 年代的中期,将光导纤维的远端进行劈裂的工艺被运用于软镜的设计上,这样设计方法使工作视野的光点分布更加均匀,进一步提高视野的清晰度,同时在设计上可将工作通道放在更靠中间的位置,更便于操作。

与硬镜一样,输尿管软镜的光传导也是起源于光源。现今最常用的光源是卤素光源(150W)和氙灯(300W)。软镜的导光束也是由光导纤维构成,导光束将光源处发出的光传导到镜体的前端。导光束在设计上可以是分开的以柱状插入镜体中,也可以是完全整合在镜体中。分开式的导光束的优势主要在于一旦损坏只需更换导光束;缺点是这种插入式连接不能形成导光纤维的完美排列,无疑会导致传导时光强的丢失,但这不会影响临床使用,因为实际传导的光强已足够满足临床使用的要求。由于导光束不负责传导图像,在设计上与成像束不一样,无须与镜体完全一致,这使导光束的制作过程均较成像束容易且成本低得多。

二、弯 曲 机 制

弯曲机制的设计和完善使软镜能完全地到达整个集合系统成为可能。多数软镜的弯曲机制的设计是通过附着在操作手柄上操控杆的控制线来完成的,这些控制线穿过一些可移动的金属环固定在镜体的远端,将操控杆向上或向下移动可拉动控制线(缩短)从而可弯曲镜体的头端。当操纵杆的移动方向与镜体远端弯曲方向相同时,这种机制称为"本能性弯曲"。新一代软镜的主动弯曲幅度较旧一代增大,譬如 Olympus URF P5 软镜主动弯曲幅度(图 1-1-1)较 Olympus URF P3 软镜(图 1-1-2)大。现代的输尿管软镜均已能在同一平面上弯和下弯且弯曲度不小于 180°,最新一代输尿管软镜更是可以达到上下 300° 的主动弯曲度。不同产品的软镜的主动弯曲度存在差异(图 1-1-3)。在一项观察输尿管与下盏漏斗夹角(输尿管漏斗角)的研究中,Bagley 和 Rittenberg 测量 30 例患者的结果发现:输尿管漏斗角平均为 140°,最大角为 175°。所以在理论上,新一代的输尿管软镜应均可以进入所有肾盏,然而

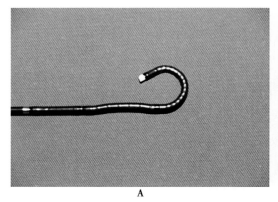

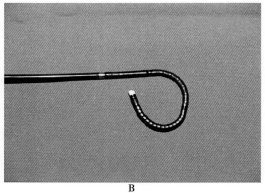

A   B

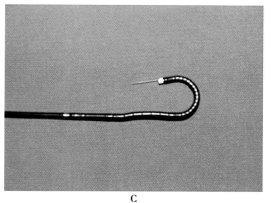
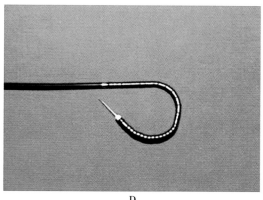

图 1-1-1　Olympus URF P5 软镜主动弯曲幅度

A. 向上弯曲度（自然状态）　B. 向下弯曲度（自然状态）　C. 向上弯曲度（放置激光纤维）
D. 向下弯曲度（放置激光纤维）

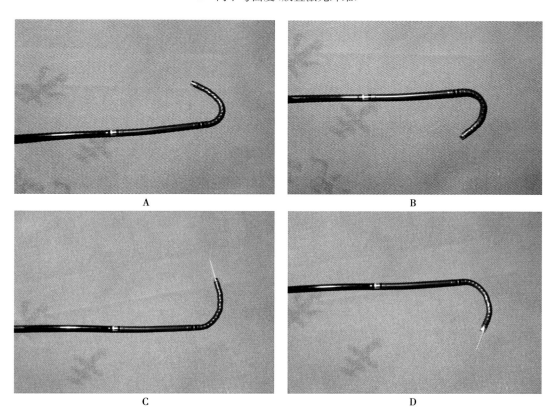

图 1-1-2　Olympus URF P3 软镜主动弯曲幅度

A. 向上弯曲度（自然状态）　B. 向下弯曲度（自然状态）　C. 向上弯曲度（放置激光纤维）
D. 向下弯曲度（放置激光纤维）

实际操作中输尿管镜的尖端到达这些小盏(肾下盏)而仍有困难。输尿管软镜设计了继发于主动弯曲的被动弯曲机制,部分地解决这些问题。现今所有的输尿管软镜在靠近主动弯曲的近端部分的镜体的可曲性更强,这一部段可在镜体主动弯曲以后紧靠肾盂的内上端形成第二弯曲(被动弯曲)从而增加镜体前端进入肾下盏的能力。但这种被动弯曲的形成对于肾盂体积过大(积液导致)的患者可能会比较困难。另外这种情况下一旦镜体的头端进入肾小盏以后,辅助工具进入镜体的能力以及使用主动弯曲的能力均将受到限制。

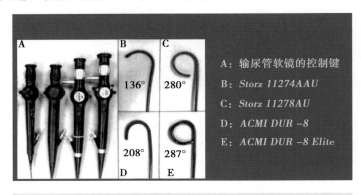

图 1-1-3　不同产品的软镜主动弯曲度的差异

　　为了克服这些不足,两种新的设计方式进一步增进了软镜进入下盏的能力。Gyrus-ACMI 公司在 2003 年设计了第一代同时具有第二主动弯曲的软镜(DUR-8 Elite):除了第一主动弯曲(下弯 180°,上弯 130°)外,第二弯曲具有主动向下弯曲 130°的功能(图 1-1-4)。第二弯曲由另一操纵杆来操纵,不需要操作使用时可锁起(图 1-1-5)。第二主动弯曲的设计避免了借助于肾盂壁来完成的弯曲,而是完全由操纵杆来操纵的主动弯曲,进一步增加了软镜在较多的肾盂积液病例中操控性。Ankem 等评估了此类双重主动弯曲软镜(DUR-8 Elite)进入肾小盏的能力,在报道的 54 例患者中他们发现对于普通单一主动弯曲软镜进入肾下盏失败的病例,采用 DUR-8 Elite 多可以成功。另一种设计上的改进是进一步增加镜体的主动弯曲功能,这种设计方式的代表是 Karl Storz 公司在 2004 年推出的“极度可曲”的 Flex-X 系列软镜,这类软镜的主动弯曲功能可达到 300°。当镜体到达肾下盏时,镜体的尖端可在镜体沿下盏漏斗部弯曲时作进一步的沿伸,从而进一步地增加了镜体到达下盏的能力。

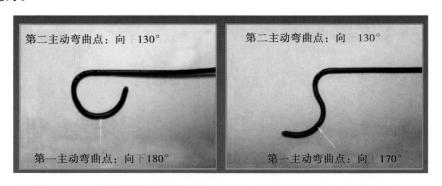

图 1-1-4　ACMI DUR-8 Elite 软镜的弯曲度

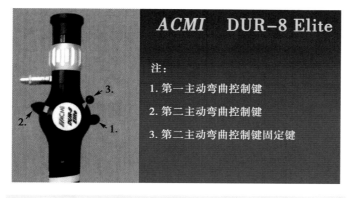

图 1-1-5　ACMI DUR-8 Elite 软镜的控制键

三、工 作 通 道

第一代的输尿管软镜由于没有工作通道只能作为一种诊断工具。输尿管软镜是在 20 世纪 80 年代设计了工作通道后才首次能通过工作通道进行灌注来改善视野，并可通过辅助工具行活检、电切、碎石取石等操作。现代输尿管软镜的工作通道是一条光滑的圆筒状的塑料管，从操作手柄的下方一直延伸到镜体前端。工作通道一般呈离心状位于尖端，这种设计方式可避免在镜体尖端弯曲时工作通道引起大的变形，从而使辅助工具更容易通过；而且当镜体从肾盂旋转进入肾盏时，工作通道偏心的设计有利于直视下操作。

现今设计的大多数输尿管软镜的工作通道均不小于 3.6F，这一尺寸足已容纳临床上使用的一些辅助工具，如套石篮、抓钳、活检钳和钬激光光纤等，因为这些辅助工具的尺寸多介于 1.5～3.2F。需要指出的是，辅助工具插入工作通道后将减少灌注液的进入，并使主动弯曲的曲度变小；辅助工具，特别是激光光纤，也会损害工作通道。辅助工具对工作通道的损坏多发生在镜体的弯曲状态下强行插入辅助工具。为避免辅助工具对工作通道的损坏，最好在镜体头端保持笔直的状态下时插入辅助工具。术中确定镜体是否无弯曲最好方法是借助 X 光透视，另一种较可靠的方法是插入辅助工具前将镜体退到输尿管近端，这样也多能避免辅助工具损坏操作通道。

四、电子输尿管软镜

自从 2006 年 Gyrus-ACMI 公司首先研发并推出电子输尿管软镜以来，一些输尿管软镜的制造商相继推出各自的电子镜。电子镜的镜体前端镶有微型图像传感器（CCD）或者互补金氧半导体传感器（CMOS）芯片，能够传递数字图像，且具有自动对焦功能和图像放大功能。对比普通的纤维软镜的光学系统所传递的低像素图像而言，图像质量有了质的飞跃，且更加耐用。光源是二极光发出的冷光源，持续使用时间达 10 000h，比普通光学纤维软镜的光源寿命长 10～20 倍。工作通道为≥3.6F，弯曲能力≥270°，镜体重量轻，操作更轻便。此外，一些电子软镜配备有激光保护系统。当激光光纤操作不当时可自动报警并暂停工作，以达到保护电子软镜的目的。毋庸置疑，电子输尿管软镜是未来软镜发展的方向之一。但是电子输尿管软镜直径较粗，尖部直径均在 F8.5 以上，其使用有时会受到限制。随着 CCD 的微小化，电子输尿管软镜的直径会越来越小，其适应证也会随之扩大。

第二节　输尿管软镜使用的历史

　　输尿管软镜的使用史与输尿管软镜的设计和辅助器械的发展密不可分。输尿管软镜在临床使用的历史早于输尿管硬镜：首次采用输尿管软镜的临床报道始于1964年，Marshall采用一9F的纤维镜插入输尿管观察了位于输尿管中段的嵌顿性结石。随后在1968年，Tagaki等采用相似的内镜通过一开放切开的输尿管切口逆行观测了肾内集合系统。1974年Takayasu等则首先报道采用膀胱镜放置导引鞘于输尿管内，可使灌注液充盈至内镜的周围，从而可更好显示输尿管黏膜和病变，这种导引鞘就是输尿管通道鞘最早雏形。然而这些早期的输尿管软镜，由于设计上缺乏主动弯曲功能和工作通道，仅仅只能作为一诊断工具不具备治疗功能。输尿管软镜临床使用的飞跃始于Bagley等在输尿管软镜设计上的开拓性工作，他们开发出了视野更清晰、操控性更好同时具有工作通道的软镜，从而使软镜真正能成为一个既能诊断又能治疗一种器械。这种现代输尿管软镜在设计上三大进展体现在下面三个方面：①工作通道的添加可以同时使用灌注液改善视野，并可以插入导丝、活检或碎石、取石等设备，从而扩大了软镜使用的适应证；②镜体头端可主动弯曲的设计改进了操控性；③软化并同时强化镜体的不同部分可使镜体产生继发的被动弯曲，从而增加了镜体能到达的整个集合系统的可能性。当前的输尿管软镜在94%～100%的患者中已能到达集合系统内所有肾盏。钬激光在20世纪90年代运用于泌尿外科临床，由于其同时具有碎石、切割和止血的特点，被广泛地与软镜结合运用于上尿路肿瘤、梗阻和结石的治疗上，大大地推动了输尿管软镜在临床的使用。

　　从软镜的最初开发使用到今日，根据软镜的功能和临床使用的频度可以将软镜的使用史分为三个不同阶段，这三个阶段的划分也是与镜体本身和辅助工具的发展相关的。第一阶段（初级阶段）：从1964年Marshall首先采用软镜到1980年现代软镜研制成功之前。这一阶段软镜由于没有工作通道只能起诊断功能，临床价值有限使用不多。第二阶段（发展阶段）：从1980年现代软镜研制成功到钬激光运用于泌尿外科之前（1995年）。这一阶段软镜已具有治疗作用，已能运用于血尿的诊断、肿瘤的活检和电灼以及结合液电碎石器用于上尿路结石的治疗。但在软镜的最广泛的适应证——上尿路结石治疗方面上，由于液电碎石器的安全范围有限，输尿管软镜处理上尿路结石的优越性并没有得到体现。这一阶段软镜的临床使用已显著较第一阶段多，可称之为发展阶段。第三阶段（成熟阶段）：从1995年钬激光开始与软镜结合用于上尿路结石、梗阻和肿瘤的治疗，从而真正开始输尿管软镜应用的新局面，输尿管软镜被广泛地运用上尿路腔内疾病的诊断与治疗。这一阶段是输尿管软镜发展应用的成熟阶段。由于钬激光可轻松地击碎所有成分的结石，钬激光的出现大大提升了软镜处理上尿路结石的能力，软镜结合钬激光处理上尿路结石的适应证也不断扩大。现今在发达国家软镜结合钬激光已成为处理肾盏结石、小体积的肾结石（<2cm）、PCNL难于处理或高风验肾结石的首选治疗方式。随着经验的积累，有些治疗中心尝试采用软镜下钬激光碎石治疗大体积肾结石。此外，电子输尿管软镜的开发使用，其高清的视野使软镜的图像更加清晰，窄谱光源的设计提高了观察病变部位的血管的能力，这些发展进一步推动了输尿管软镜的临床应用。

输尿管软镜临床应用的大事记：

1964 年，Marshall 采用一 9F 的纤维镜观察确诊了一例输尿管结石。

1968 年，Tagaki 等采用相似的内镜通过开放切开的输尿管切口逆行观测了肾内集合系统。

1974 年 Takayasu 等则首先报道采用膀胱镜放置导引鞘于输尿管内，可使灌注液充盈至内镜的周围，从而可更好显示输尿管黏膜和病变。

1983 年～1985 年，Bagley 等开创性设计了具有工作通道、同时具有主动弯曲功能的软镜，从而使软镜真正能成为一种既能诊断又能治疗的器械。

1986 年，Daughtry 等首先报道采用活检钳结合软镜处理输尿管结石。

1988 年，Begun 等首先采用 3F 的液电碎石器结合软镜处理输尿管结石，开创了软镜结合腔内碎石器处理上尿路结石的新局面。

1995 年，Denstedt 报道钬激光结合软镜处理肾盏结石，从而开创软镜结合钬激光处理上尿路结石的治疗新局面，钬激光的出现大大地推动了软镜在临床的应用。

1997 年，Biyani CS 等首先报道软镜结合钬激光逆行腔内切开治疗肾盂输尿管连接部狭窄。

2006 年，Gyrus-ACMI 公司率先推出电子输尿管软镜。电子输尿管软镜是未来软镜发展的方向之一。

国内输尿管软镜的使用史：

输尿管软镜在国内使用始于 1990 年前后，最早分别在北京、广州和上海的一些大的医学院校附属医院开始开展。在文献方面，1985 年朱文琪首先在沂水医专学报上介绍了国外使用输尿管硬镜和软镜的经验。1991 年江西省人民医院的金松柏教授等最早在《临床泌尿外科杂志》上发表了他们 26 例纤维输尿管镜的临床经验报告。随后，解放军 301 医院，广州医学院第一附属医院等分别发表了各自使用输尿管软镜的报道。这个时期的国内输尿管软镜的使用与国外一样受辅助工具的限制，输尿管软镜的适应证有限，临床应用不多。随着钬激光的面世和引入到国内，从 2000 年起，在国内一些大的泌尿中心逐渐形成了输尿管软镜的使用高潮，上海长海医院孙颖浩教授及其团队、广州医学院第一附属医院曾国华教授及其团队分别在软镜操作技术的规范化、软镜下钬激光碎石的最佳频率和能量的设置以及软镜技术在国内的推广都作出了较大贡献。随着国内经济的发展以及泌尿外科医生和患者的需求，输尿管软镜逐渐在全国各地不同规模的医院开展起来。我们相信随着镜体设计和辅助工具的发展以及腔内泌尿外科技术的进步，输尿管软镜必将在泌尿外科疾病领域发挥更大的作用。

（何朝辉　曾国华）

参考文献

1. Anup P，Jim MA. Flexible Ureterorenaoscopes. In：Smith's Textbook of Endourology. in Smith AD，Badlani GH，BagleyDH，Clayman RV，Jordan GH，Kavoussi LR，Lingeman JE，Preminger GM，Segura JW（eds）：Smith's Textbook of Endourology. St Louis，Quality Medical Publishing，2007，203-208.

2. Buscarini M，Conlin M. Update on flexible ureteroscopy. Urol Int. 2008；80（1）：1-7. Bagley DH，Huffman JL，Lyon ES. Combined rigid and flexible ureteropyeloscopy. J Urol 1983；130（2）：243-244.

3. Bagley DH，Huffman JL，Lyon ES. Flexible ureteropyeloscopy：diagnosis and treatment in the upper urinary tract. J Urol. 1987；138(2)：280-285.

4. Bagley DH，Rittenberg MH：Intrarenal dimensions. Guidelines for flexible ureteropyeloscopes. Surg Endosc 1987；1(2)：119-121.

5. Marshall VF. Fiber optics in urology. J Urol 1964；91(1)：110-114.

6. Takagi T，Go T，Takayasu H，et al. A small-caliber fiberscope for the visualization of the urinary tract，biliary tract，and spinal canal. Surgery 1968；64(6)：1033-1038.

7. Takayasu H，Aso Y. Recent development for pyeloureteroscopy：guide tube method for its introduction into the ureter. J Urol 1974；112(2)：176-178.

8. Daughtry JD，Bean WJ，Rodan BA. Forceps extraction of ureteral stones. Urology. 1986；27(2)：179-183.

9. Begun FP，Jacobs SC，Lawson RK. Use of a prototype 3F electrohydraulic electrode with ureteroscopy for treatment of ureteral calculous disease. J Urol. 1988；139(6)：1188-1191.

10. Ankem MK，Lowry PS，Slovick RW，Munozdel Rio A，Nakada SY：Clinical utility of dualactive deflection flexible ureteroscope during upper tract ureteropyeloscopy. Urology 2004；64(3)：430-434.

11. Johnson GB，Grasso M：Exaggerated primary endoscope deflection：initial clinical experience with prototype flexible ureteroscopes. BJU Int 2004；93(1)：109-114.

12. Denstedt JD，Razvi HA，Sales JL，Eberwein PM. Preliminary experience with holmium：YAG laser lithotripsy. J Endourol. 1995；9(3)：947-952.

13. Biyani CS，Cornford PA and Powell CS. Retrograde endoureteropyelotomy with the holmium：YAG laser，Initial experience. Eur Urol. 1997；32(4)：471-474.

14. 朱文琪. 经尿道的输尿管镜和肾盂镜检查. 山东医学高等专科学校学报. 1985.7(1)：64.

15. 金松柏，何洁卿，孟栋良，等. 纤维输尿管镜的临床应用(附26例报告). 临床泌尿外科杂志，1991；6(2)：74-75.

16. 袁坚，吴开俊. 被动与主动弯曲型软输尿管肾镜的临床应用. 中华泌尿外科杂志，1995；16(5)：286-289.

17. 孙颖浩，戚晓升，王林辉，等. 输尿管软镜下钬激光碎石术治疗肾结石(附51例报告). 中华泌尿外科杂志，2002；23(11)：681-682.

第二章

输尿管软镜术的相关器械

要掌握输尿管软镜术,不仅要掌握其操作规范,还要熟悉输尿管软镜的构造和特性,熟悉相关的器械(如导丝、输尿管扩张器械与通道鞘、光源与电视摄像系统、灌注设备、定位设备、碎石设备、取石设备和引流管)的使用。本章将详细分述如下。

第一节 输尿管软镜

目前,国内使用较多的输尿管软镜主要为国外品牌,主要生产商有:Karl Stortz(美国),Richard Wolf(德国),Olympus(日本),Circon ACMI(美国),PolyDiagnost GmbH(德国)。国内已有多家公司进行输尿管软镜的研发和生产。表 2-1-1 为部分品牌输尿管软镜的性能和特征。

表 2-1-1 部分品牌输尿管软镜的参数

	Olympus URFPS	Karl stortz Flex-X2	Wolf Viper	Cyrus-ACMI DUR8 Elite	Poly
长度(Fr)	67	67	68	64	80
尖部直径(Fr)	5.9	6.5	6	6.75	8
中部直径(Fr)	8	7.5	7.5	8.7~9.4	8
尾部直径(Fr)	8.9	8.4	8.8	10.1	8
视野(Fr)	85	88	85	80	120
视角(Fr)	0	0	0	9	0
工作通道直径(Fr)	3.6	3.6	3.6	3.6	3.6
弯曲度(腹/背)(度)	275/180	270/270	270/270	270/180	250(单向)

输尿管软镜可分为两类:光学纤维软镜和电子软镜。光学纤维软镜的使用较为普遍,电子软镜因价格昂贵的原因,目前只在有条件的医疗机构开始逐步配备。

一、光学纤维软镜

1. 单通道纤维软镜

单通道纤维输尿管软镜是目前临床应用最为广泛的输尿管软镜(图 2-1-1)。

光学纤维软镜的基本原理为:利用外部光源发出的光经导光纤维束传至内镜先端部(软

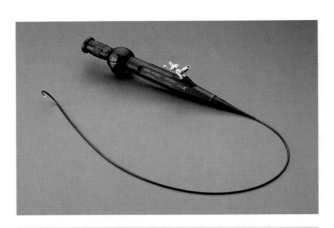

图 2-1-1   单通道纤维软镜外观

镜的最远端部分)的一个凹透镜上,经凹透镜发散照射,以获得更宽广的照明视场。人体内脏经光线照射后,器官组织界面反射的光线进入软镜先端部的成像通道,由该物镜成像在图像传导纤维束的端面上,再经图像传导纤维束传导至目镜端,术者从目镜即可看到清晰的体内影像,目镜可联接摄像系统,将内部影像经电视显示出来。在清晰观察体内情景后,术者可经软镜的操作通道置入激光光纤、套石篮、活检钳等器械进行相应的手术操作。

普通纤维输尿管软镜主要由以下几部分组成:可弯曲的导入鞘、带转向控制旋钮的手柄、目镜、导光纤维束、图像传导纤维束、工作通道及相应的接头。图 2-1-2 为 Olympus 单通道纤维软镜各部件的示意图。软镜先端部放大后可以清晰观察到:操作孔、导光窗和物镜窗(图 2-1-3)。不同型号产品设计的先端部外形、窗口位置和数量有所不同,譬如部分纤维软镜设置两个导光窗(图 2-1-4)。

纤维软镜的镜体直径为 5F~10F,先端部直径因品牌不同,可稍大于或稍小于镜体的直径。软镜的工作长度有 650mm、670mm、680mm、700mm 等。

所有纤维软镜操作手柄的设计大致相同,均带有可调节软镜先端部转向的控制旋钮。手术者握住手柄后,以大拇指操控转向旋钮来调节软镜顶端的转向(图 2-1-5、2-1-6)。软镜先端部的设计绝大多数为双向,即向腹侧和向背侧转向,双向转向的角度可达 270°(图 2-1-7)。不同产品转向角度的大小会有所差异。当操作通道内置入光纤、套石篮等器械后,软镜先端部转向的最大角度往往会有所减小(图 2-1-8)。转向旋钮调节软镜先端部的转向是在二维平面上,若要完成在肾内一个平面以上的转向(图 2-1-9),需要操作者通过旋转手柄带动镜身的旋转来完成。

2. 双通道纤维软镜

双通道软镜是在软镜的镜体内设计两个操作通道。在某些特殊情况下,双通道软镜可展示出一定的操作上的优势。

在使用双通道软镜进行操作时,可以经一个通道置入套石篮套住结石,而另外一个通道置入激光纤维行碎石,这样可解决激光碎石过程中结石不断跳动导致碎石困难的问题(图 2-1-10,11,12,13)。或者在使用双通道软镜时经一个通道进行碎石等操作、经另一个通道进行连续灌流,此时的液体灌流量和速度较单通道高,能更好地保持视野的清晰(图 2-1-14)。

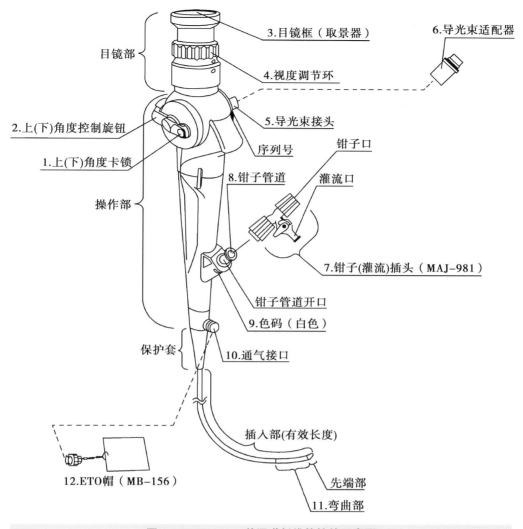

图 2-1-2 Olympus 单通道纤维软镜的示意图

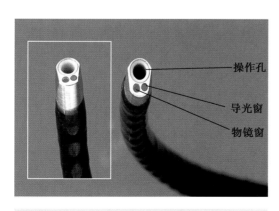

图 2-1-3 单通道纤维软镜的先端部

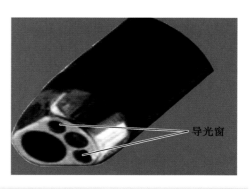

图 2-1-4 带有两个对称导光窗的输尿管软镜

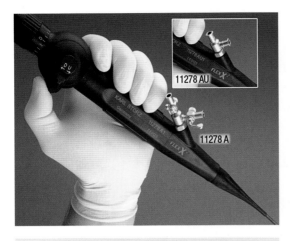

图 2-1-5 操控手柄及旋钮示意图 1

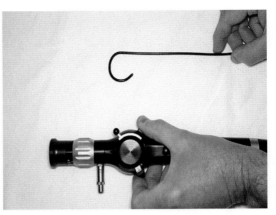

图 2-1-6 操控手柄及旋钮示意图 2

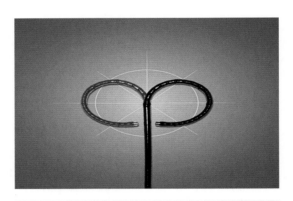

图 2-1-7 输尿管软镜先端部的双向转向

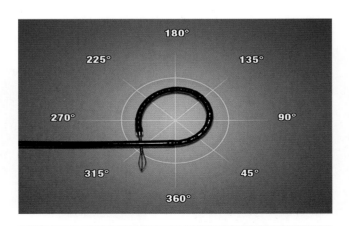

图 2-1-8 插入操作器械时软镜先端部的转向

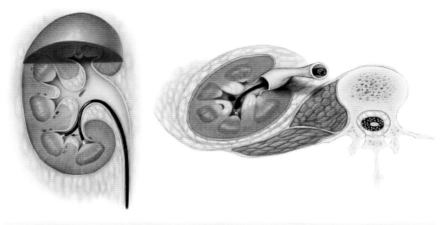

图 2-1-9　纤维软镜在肾脏集合系统的立体转向

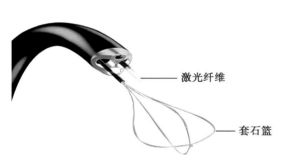

激光纤维

套石篮

图 2-1-10　双通道软镜的先端部（侧面观）

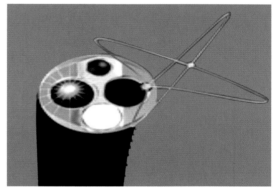

图 2-1-11　双通道软镜的先端部（正面观）

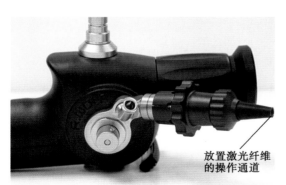

放置激光纤维的操作通道

图 2-1-12　双通道软镜的操作通道（光纤通道）

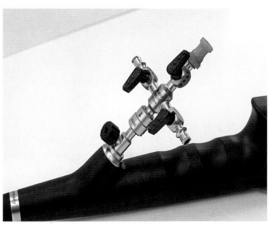

图 2-1-13　双通道软镜的操作通道（套石篮通道）

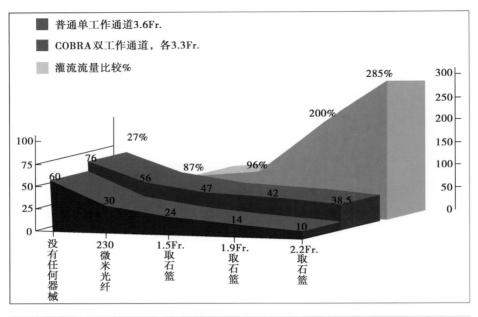

图 2-1-14　单通道和双通道软镜灌流量的比较

有的双通道软镜还增加了一些特殊的设计,有利于操作者操作。如 WOLF COBRA 是第一条双通道输尿管软镜,它设计了先端部转向的制动装置(图 2-1-15),让软镜先端部调整至合适位置,并进行锁定,让术者可专心进行其他手术操作;设计了光纤移位器(图 2-1-16),简单便捷的光纤控制,可减少激光纤维的不自主移动对工作通道的损坏。

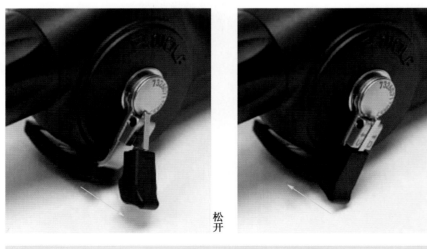

图 2-1-15　先端部转向的制动装置

由于镜体直径的限制,双通道软镜的操作通道直径往往较单通道软镜小。如德国WOLF 品牌 7326071 型双通道纤维软性输尿管软镜的工作长度为 680mm、两个工作通道直径分别为 3.3Fr、视野角度为 0°、视向角度为 85°、外径为 6/9.9Fr、先端部转向角度双向均为 270°。

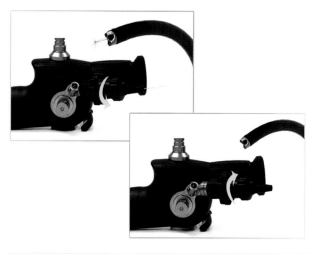

图 2-1-16 光纤移位器

3. 组合式纤维软镜

纤维输尿管软镜是一种造价高、精致的器械,且容易损坏,制约了纤维输尿管软镜的广泛应用。常见的损坏原因包括:①操作者的错误操作。包括激光纤维或者其他器械刺破工作通道;激光光纤击穿工作通道;输尿管软镜发生过度转向弯曲,成像纤维断裂。②镜子转向装置疲劳。③清洗、消毒、包装过程中造成的损伤。软镜最常见损坏的部位为工作通道,其次为镜体、弯曲转向部分和目镜。

德国 Poly Diagnost GmbH 公司设计并生产了 PLOY 组合式纤维输尿管软镜。该软镜将最容易损坏的镜身外鞘、转向操作部分、冲水操作通道集成,并制成可以单侧有效弯曲的一次性内镜导管系统。传导冷光的导光纤维和传送影像的图像传输纤维是独立的,分别延伸接至冷光源光纤端口与摄像头,微小的蓝宝石玻璃片在镜子远侧密封住光学通道。独立的可重复使用的光学系统不会与患者直接接触,因此光学系统不需要消毒处理即可使用,不同于普通纤维软镜那样,导光纤维和图像传输纤维均置于目镜手柄。目镜、摄像头和两条纤维束从内镜的导管系统中分离出来,并且以无菌的模式装配在手术台边的四节臂上,使术者可以更轻松地进行手术(图 2-1-17,18,19,20,21)。

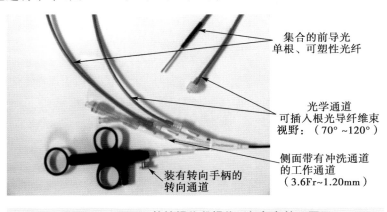

集合的前导光
单根、可塑性光纤

光学通道
可插入根光导纤维束
视野:(70°~120°)

侧面带有冲洗通道
的工作通道
(3.6Fr~1.20mm)

装有转向手柄的
转向通道

图 2-1-17 POLY 软镜操作段操作手柄与各接口图示

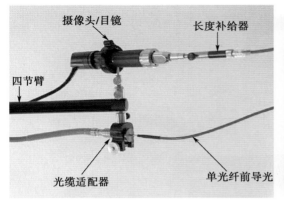

图 2-1-18　POLY 软镜四节臂装配图

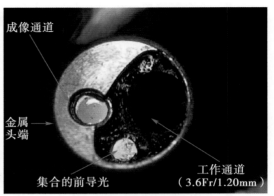

图 2-1-19　POLY 软镜先端部的结构说明图

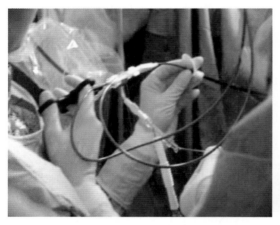

图 2-1-20　POLY 组合式软镜的手术操作图

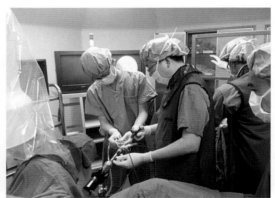

图 2-1-21　应用 POLY 软镜进行手术操作场景

　　由于 POLY 的组合式设计，可以任意自由地选择一次性内镜套管的长度。如在经皮肾镜手术后，需要使用软镜检查各肾盏和处理硬镜难以到达的肾盏内残留的结石，可以使用较短的 POLY 窥镜套管进行操作。

二、电 子 软 镜

　　1983 年美国 Welch Allyn 公司发明电子内镜并应用于临床，被认为是内镜发展史上的第三个里程碑。电子内镜是将微型图像传感器（CCD，charge coupled device）装入内镜顶端感受光信号而成像的窥镜（图 2-1-22）。成套的电子软镜由内镜（endoscope）、电子摄像装置/视频信息系统中心（video infor mation syste mcenter）、电视监示器（television monitor）3 个主要部分组成。

　　电子软镜的工作原理是将冷光源经窥镜内的导光纤维将光导入被检查者体内，对所检查或手术部位照明后，通过镜身前端的由集成电路片组成的微型图像传感器（CCD）接受体腔内各脏器组织表面反射的光线，将光量子变换成电荷载流子进行光电转换，并积分储存，收集在陈列的存储单元中,把图像的光信息转换成电信号,再通过电缆传输图像信号。图像信号再经过视频处理中心,对图像还原并进行加工处理,然后通过显示屏进行显示和采集储存,提高了获取的图像质量,克服了光纤在使用过程中容易损坏的缺点。

电子软镜像质的好坏主要取决于 CCD 性能,其次还有驱动电路和后处理系统的技术性能指标,包括分辨率、灵敏度、信噪、光谱响应、暗电流、动态范围和图像滞后等。光电耦合元件——CCD 是决定电子内

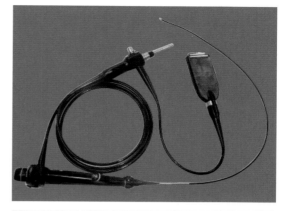

图 2-1-22 电子软镜及导光和图像信号传输系统

镜图像质量的核心部件,它如同电子软镜的心脏,其基本构造是在对光敏感的半导体硅片上采用高精度的光刻技术分割出数十万个栅格,每一个栅格代表一个成像元素,像素数越多,图像的分辨率越高,画面越清晰。CCD 只能感受光信号的强弱,电子软镜的彩色还原是通过在 CCD 的摄像光路中添加彩色滤光片,并对彩色视频信号进行处理后获得的。

目前多数电子软镜的成像系统采用微型图像传感器(CCD,charge coupled device),但近年来随着互补金属氧化物半导体(CMOS,Complementary Metal-Oxide Semiconductor)图像传感器的技术不断成熟,以 CMOS 图像传感器为基础的电子软镜发展迅猛。

自从 20 世纪 60 年代末期,美国贝尔实验室提出固态成像器件概念后,固体图像传感器便得到了迅速发展,成为传感技术中的一个重要分支。互补金属氧化物半导体图像传感器与电荷耦合器件 CCD 图像传感器的研究几乎是同时起步,但由于受当时工艺水平的限制,CMOS 图像传感器存在图像质量差、分辨率低、光照灵敏度不够等缺点,因而没有得到重视和发展。随着技术的改进,现已找到解决既往缺陷的方法,而 CMOS 其固有优点是 CCD 器件所无法比拟的,因而 CMOS 图像传感器再次成为研究的热点。CMOS 图像传感器正朝着高分辨率、高灵敏度、大动态范围、高智能化、低噪声的方向不断发展。与 CCD 相比,CMOS 体积小,耗电量不到 CCD 的十分之一,制造成本也比 CCD 便宜很多,具有更好的量产性。

2005 年 Gyrus ACMIs 生产了一款顶端置入直径仅 1mm 的 COMS 传感器的电子输尿管软镜(Invisio ® DUR ®-D Digital Flexible Ureteroscope)。相信随着 COMS 传感器制造技术的不断进步,相关性能的不断提升,会有更多的应用 CMOS 的输尿管软镜产品出现。

表 2-1-2 为 CCD 与 CMOS 图像传感器的性能比较。

表 2-1-2 CCD 与 CMOS 图像传感器的性能比较

性能参数	CCD	CMOS
灵敏度	优	良
噪声	优	良
光晕	有	无
电源	多电极	单一电极

性能参数	CCD	CMOS
集成状况	低,需外接器件	单片高度集成
系统功耗	高(1)	低(1/10-1/100)
电路结构	复杂	简单
抗辐射	弱	强
动态范围	大于70dB	大于70dB
模块体积	大	小
彩色编码	片外	片内
ADC模块	片外	片内
时序及控制电路	片外	片内
自动增益控制	片外	片内

电子软镜和纤维软镜的综合比较

1. 图像质量:由于受到镜体直径的限制,纤维软镜的图像传输光纤的数目受到限制,直接影响图像分辨率的提高。电子软镜采用CCD或CMOS采集图像,在尺寸受限的情况下,更容易突破技术限制,所获得图像像元数不断提高。图2-1-23,图2-1-24分别显示电子软镜的清晰度和对比度均较纤维软镜高。

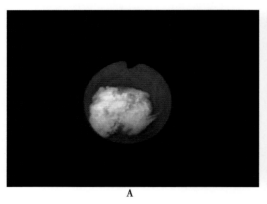 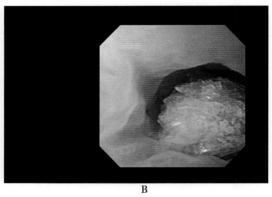

A   B

图2-1-23　纤维软镜与电子软镜图像的清晰度比较

A. 纤维软镜图像　B. 电子软镜图像

2. 用电缆线代替光纤传输图像,克服了光纤束内的光线在弯折的情况下容易折损的问题,使得窥镜的使用寿命明显提高。

3. 电子软镜由于获取图像的方式改变,可以通过各种技术手段改善图像质量和增加成像信息,以提供更有应用价值的图像信息(图2-1-25)。

4. 部分电子软镜增加新的使用功能,如Olympus电子软镜的插入部可以左右旋转,与纤维软镜相比,更方便在人体内进行转向操作(图2-1-26)。

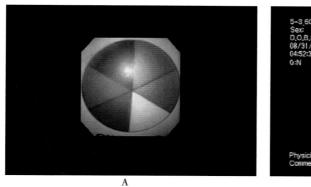
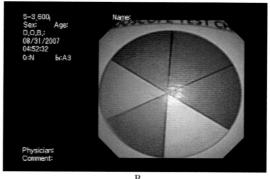

图 2-1-24 纤维软镜与电子软镜图像的对比度比较

A. 纤维软镜图像 B. 电子软镜图像

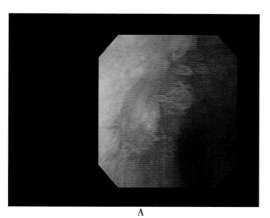
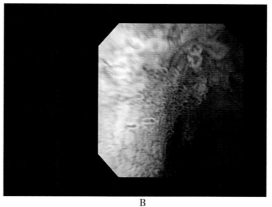

图 2-1-25 电子软镜的白光和 NBI 成像的图像

A. 电子软镜的白光图像 B. 电子软镜的 NBI 图像

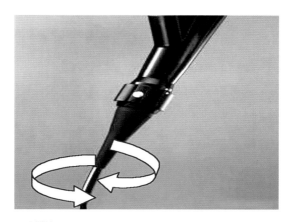

图 2-1-26 Olympus 电子软镜插入部的左右旋转功能

由于电子软镜具有纤维软镜无法比拟的优势,已经成为整个内镜领域的重点研究发展方向。新产品、新技术层出不穷,微型图像传感器和成像技术在不断发展,成像分辨率不断提高。高清的视频图像能够分辨更多的细节,更易识别潜在的病灶,是未来内镜的发展方向。在图像处理和信息提取方面,目前所使用的最新技术包括:放大成像技术(magnificationendoscope)、窄带光谱成像技术(NBI)、自体荧光显像(AFI)、近红外成像(IRI)、多功能成像技术等。

目前电子输尿管软镜的国内高端市场几乎被国外内镜厂商垄断,主要有欧美日厂商。国内民族企业也在电子输尿管软镜领域不断取得突破,制造工艺水品不断提高,逐步缩小了与国外厂商的差距。

(雷 鸣 袁 坚)

第二节 导 丝

泌尿外科常用的软性导丝几乎都可用于输尿管软镜手术,目前还没有专用于输尿管软镜的导丝。输尿管软镜术中使用的导丝主要用于放置输尿管通道鞘、引导软镜入镜、作为安全导丝和放置输尿管内支架管等。

输尿管软镜所用导丝需要满足两个条件:①导丝的直径要小于软镜的操作通道;②导丝的可曲性要好,能较好地适应软镜弯曲的镜体。

目前泌尿外科常用的软性导丝的长度有 80cm、100cm、145cm、150cm 等,导丝直径 有 0.64mm（0.025inch）、0.889mm（0.035inch）、0.965mm（0.038inch）等。导丝的末端有直形或 J 形。有的导丝附有刻度,方便术者了解导丝植入的长度。

导丝表面有不同材质和性能的涂层,如聚四氟乙烯、亲水聚合物等。涂有亲水聚合物涂层的导丝,活化后能吸附并保存在导丝表面的水分,使导丝表面的摩擦阻力降低,更适合在狭窄扭曲的空间活动,也可称为"超滑导丝"(图 2-2-1)。

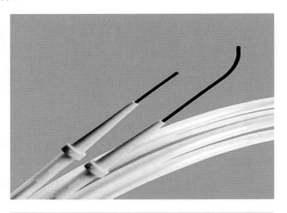

图 2-2-1 超滑导丝

根据软性导丝的内芯材质的不同,目前用于输尿管软镜的导丝分为镍钛合金内芯导丝和不锈钢内芯导丝两类,其中以镍钛合金内芯导丝较常用。

一、镍钛合金内芯软性导丝

由于内芯材质的不同,镍钛合金内芯导丝较不锈钢内芯导丝具有更好的韧性和抗折性。加之更佳的表面亲水聚合物涂层,更适合通过扭曲、扭结和结石嵌顿的输尿管,能通过普通导丝难以通过的复杂解剖情况的输尿管。有的导丝末端带有铂金头,在 X 线透视下能够良好显影,便于确定导丝顶端的位置。

临床上应用广泛的是斑马导丝(zebra guidewire),因导丝表面涂有蓝色、黑色等如斑马样的彩色条纹而得名(图 2-2-2)。该产品为镍钛合金芯导丝,一端软另一端较硬。导丝的内芯主体部分为镍钛合金制成,软端为高分子聚合材料制成的内芯。直径分别有:0.028inch、0.032inch、0.035inch,长度为 150cm。该导丝表面附有亲水涂层,术中较润滑,便于在腔道内操作。导丝表面设有黑白或者蓝白相间条纹,术者可通过观看条纹的活动而辨别导丝的运动方向。

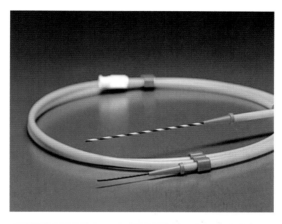

图 2-2-2 斑马导丝

二、不锈钢内芯软性导丝

不锈钢内芯导丝的内芯为不锈钢材质。主要结构是以纤细的弹簧钢丝呈同心轴式盘绕并焊接在细钢丝上,导丝的末端柔软,呈直形或者 J 形(图 2-2-3),为固定芯导丝(图 2-2-4)。因导丝内芯的材质特性,导丝具有一定的可弯曲性和抗折性,能够满足多数手术的需要。

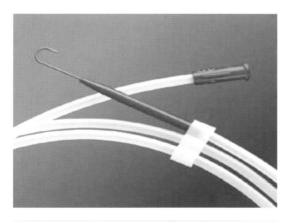 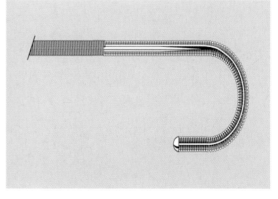

图 2-2-3 J 形不锈钢固定芯导丝　　图 2-2-4 固定芯导丝放大示图

(雷 鸣 袁 坚)

第三节　输尿管扩张器械与通道鞘

一、输尿管扩张器

施行输尿管软镜手术,有时须进行输尿管扩张,以利于输尿管软镜或输尿管通道鞘的进入。目前用于输尿管扩张的器械主要有长锥形输尿管扩张器和输尿管扩张球囊两种。

1. 长锥形输尿管扩张器

长锥形输尿管扩张器可两端均为锥形或一端锥形,均由高分子聚合物制成。扩张器尖端直径明显小于体部(图 2-3-1),并且直径由小到大成套设计(图 2-3-2),扩张器体部通常直径 8F～14F 不等,尖端直径更小,长度 60cm 左右。

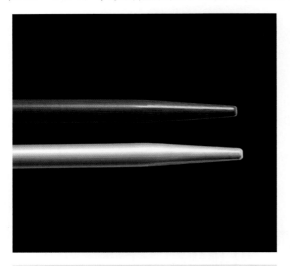

图 2-3-1　长锥形输尿管扩张器的尖端形态

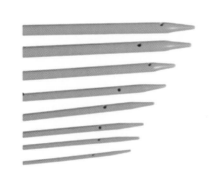

图 2-3-2　整套的长锥形输尿管扩张器

较高端的产品表面有亲水性聚合物超薄涂层,活化后能吸附并保存水分和其他液体,使扩张器表面的摩擦阻力降低,进行输尿管扩张时阻力更小且不易造成输尿管撕裂。无亲水涂层的产品,在使用时表面涂上灭菌液状石蜡也可起到减少摩擦阻力的作用。输尿管扩张器均为中空设计,使用时需沿先行置入输尿管的导丝逐步扩张输尿管。长锥形扩张器使用较为方便、应用得当的情况下扩张效果和安全性均较满意,并且可经过消毒灭菌处理后反复使用,具有较佳的性价比。

2. 输尿管扩张球囊

输尿管扩张球囊为一次性使用产品,价格较高,其应用因此受到限制。输尿管扩张球囊由球囊、导管、导管座和带压力泵的注射器组成(图 2-3-3)。球囊和导管由聚乙烯等高分子材料制成(图 2-3-4)。通常球囊两端的导管上镶有铂金等材质的标记环(图 2-3-5),可在 X线透视下显影,以显示球囊所在的位置。部分产品的导管上具有亲水涂层,使球囊容易沿着导丝越过狭窄段。

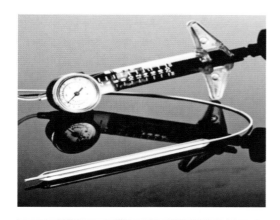

图 2-3-3　球囊导管及带压力泵的注射器

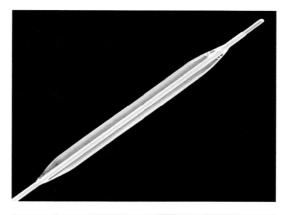

图 2-3-4　膨胀后的输尿管扩张球囊导管

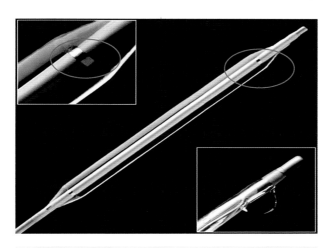

图 2-3-5　带亲水涂层、金属标记环(红圈标记)的球囊导管

操作方法:输尿管镜下放置好导丝,在 C 形臂 X 线监视下,将球囊沿着导丝推送至需要扩张的输尿管节段(球囊的位置可通过标志金属环和充盈造影剂的球囊来确定),然后使用注射器向球囊注入含造影剂液体,膨胀球囊以扩张输尿管。

球囊导管的长度通常为 60cm~70cm,导管的直径多为 3F,未膨胀的球囊部位的直径有5.0/6.0/7.0F 三种规格,球囊的长度为 4cm~10cm,球囊膨胀后的直径达 5mm~10mm,球囊的最大充盈压可达 4~20 个大气压,高压球囊产生的膨胀拉伸力能使严重狭窄、瘢痕性狭窄的纤维环拉伸和撕裂,从而达到相应的扩张效果。

二、输尿管通道鞘

在经尿道输尿管软镜手术时,或须放置输尿管通道鞘,其作用为:①由于输尿管通道鞘挺直且各部位直径相同,便于输尿管软镜沿着通道鞘顺利进入肾内;②可让进入肾脏集合系统内的灌注液经通道鞘及时排出体外,从而降低肾盂内压;③可增加约 35% 的液体灌注,使视野更清晰;④有利于碎石的排出;⑤可隔离软镜和输尿管壁,减少软镜镜体活动和其他操作对输尿管壁的损伤。

输尿管通道鞘包括单腔输尿管通道鞘和双腔输尿管通道鞘两种。

1. 单腔输尿管通道鞘

一般情况下,单腔输尿管通道鞘即可满足输尿管软镜手术操作的需要。通道鞘通常由外鞘和长锥形内芯构成(图 2-3-6)。长锥形内芯类似长锥形输尿管扩张器,且有些情况下可用作输尿管扩张器。使用时须在 C 形臂 X 线监视下,把通道鞘沿着预先置入的导丝进行推送,直至肾盂输尿管连接部。

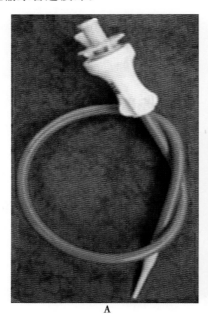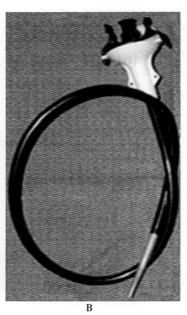

A　　　　　　　　　　　B

图 2-3-6　两种常用的单腔通道鞘

A. BOSTON 单腔通道鞘　B. COOK 单腔通道鞘

通道鞘的直径和长度不一,不同的产品规格有差异(表 2-3-1)。术中可根据输尿管的条件选择合适的通道鞘。

表 2-3-1　常用的输尿管通道鞘

制造商	内芯/外鞘(Fr)	长度(cm)	特性
Navigator™(Boston Scientific)	11/13;13/15	28;36;46	
Forte™(Applied)	10/12~16;12/14~18;14/16~18	20;28;35;55	
Forte Plus™(Applied)	10/14~18	35;55	主动弯曲功能
AquaGuide™(Bard)	10/12~14;11/13~15	25;35;45;55	双腔设计
Flexor™(Cook)	9.5/11;12/14;14/16	13;20;28;35;45;55	
Flexor™ DL(Cook)	9.5/14;12/16.7	13;20;28;35;45;55	双腔设计

通道鞘通常具有良好的弯曲性能(图 2-3-7)。不同的通道鞘产品有各自的特殊设计。有的通道鞘表面有亲水涂层,使用时可明显降低鞘与输尿管壁间的摩擦阻力,使通道鞘更

容易放置入输尿管内（图 2-3-8）。有的通道鞘（如 COOK 软镜鞘）中层为金属钢圈结构（图 2-3-9），具有较强的抗扭结和抗挤压能力，可加强鞘壁的支撑力，使鞘保持更好的挺直状态，这样软镜操作更容易。有的通道鞘底座设计有锁定装置（图 2-3-10），可将扩张器锁定于通道鞘上，可使通道鞘和扩张器的同步进退。有的通道鞘内腔表层有 TFE 涂层，可减少与软镜的摩擦阻力，可保护软镜同时提高操作效率。

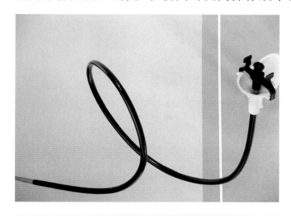

图 2-3-7　通道鞘良好的弯曲性能

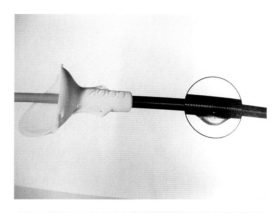

图 2-3-8　通道鞘表面涂有亲水涂层

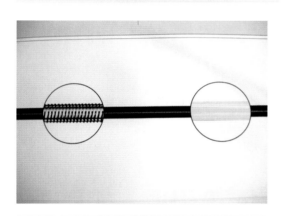

图 2-3-9　COOK 通道鞘的弹簧金属圈结构

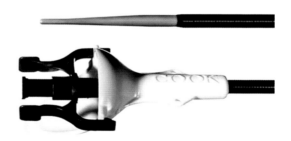

图 2-3-10　COOK 通道鞘底座的锁定装置

2. 双腔输尿管通道鞘

双腔输尿管通道鞘具有两个通道（图 2-3-11，图 2-3-12）。主通道可置入输尿管软镜，辅助通道可置入网篮、导丝等；或可用注射器经辅助通道灌注生理盐水，将碎石、血块等经主通道冲出（图 2-3-13）；或可经辅助通道放置安全导丝；或可经主通道和辅助通道同时留置两条导丝，用于留置两条内支架管。

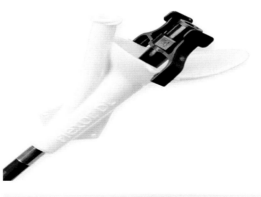

图 2-3-11　COOK 双腔鞘的底座设计

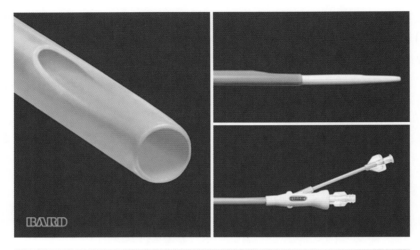

图 2-3-12 Bard 双腔鞘的顶端和底座设计

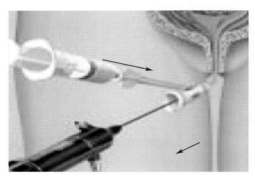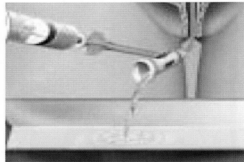

图 2-3-13 经双腔鞘的辅助通道灌注生理盐水示意图

(雷 鸣 袁 坚)

第四节 光源和电视摄像系统

一、光 源

目前用于内镜手术照明的所有光源均为冷光源。冷光源的含义为:在电能转换为光能的过程中,靠电子原理及荧光粉的作用,将更多的电能转换成光能,只产生很少量的热能的光源。由于它的发光原理是在电场作用下,产生电子碰撞激发荧光材料产生发光现象,具有十分优良的光学特性和较高的发光效率。冷光源工作时基本不发热,避免了与热量积累相关的一系列问题,应用较多的有日光灯、节能灯等。冷光源的电光能转换率高,是普通真空白炽灯的 6 倍。与冷光源相对应的热光源,是利用热能激发的光源,如白炽灯。

医用冷光源的基本功能为产生冷光,可经光导纤维传导光束进入到人体内部,为内镜下的各种检查和治疗提供光学照明。冷光源的色泽接近日光,且经光纤聚集后传导入人体内具有很高的光亮度,产生的图像、色彩逼真。

根据发光原理的不同,内镜手术的冷光源分为灯式冷光源和 LED 冷光源两类。

1. 灯式冷光源

灯式冷光源(图 2-4-1)由一个体积较小的灯泡发出高能量的光,经多层镀膜的反射镜反射把吸收了红外线的光聚集到传光束端面,产生强冷光,经传导束(光纤)传导到内镜的顶端。同时为了满足临床的需要,冷光源系统内配置了相应的调光系统和冷却系统。调光系统由机械调谐和电子调谐两种方式。

灯式冷光源使用最多的有:普通卤素灯光源和氙气灯光源。卤素灯泡只能耐受较低的功率,因此目前的内镜手术多采用氙气灯光源。

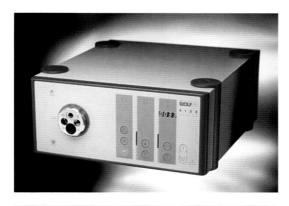

图 2-4-1 灯式冷光源

2. LED 冷光源

LED 是英文单词 Light Emitting Diode 的缩写,即发光二极管,是一种能够将电能转化为可见光的固态半导体器件,可直接把电转化为光。它改变了白炽灯钨丝发光与节能灯三基色粉发光的原理,采用电场发光。白光 LED 的光谱几乎全部集中于可见光频段,其发光效率可超过 150lm/W(2010 年)。LED 冷光源的特点为:①体积小:一块很小的晶片被封装在环氧树脂里面,体积小而轻。②耗电量低:超低功耗(单管 0.03~0.06 瓦),电光功率转换接近 30%,相同照明效果比传统光源节能近 80%。③使用寿命长:它为固体冷光源,环氧树脂封装,不存在灯丝发光易烧毁、热沉积、光衰等缺点,在恰当的电流和电压下,使用寿命可达 6 万~10 万小时,比传统光源寿命长 10 倍以上。④高亮度、低热量:LED 使用冷发光技术,发热量比普通照明灯具低很多。⑤环保:LED 是由无毒的材料作成,不像荧光灯含汞会造成污染,同时 LED 也可以回收再利用,光谱中没有紫外线和红外线,没有热量,也没有辐射,眩光小,可以安全触摸,属于典型的绿色照明光源。⑥坚固耐用,目前国内外公司均将 LED 冷光源的开发作为热点,相信以后会有更广泛的应用。

目前市场上的冷光源产品有欧美日和国产品牌(图 2-4-2)。

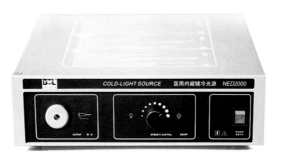

图 2-4-2 LED 冷光源

二、电视摄像系统

电视摄像系统已经成为内镜手术不可缺少的配套设备。当然在没有电视摄像系统的情况下,医生也可手持纤维内镜并通过目镜观察窥镜呈现的影像。

目前用于纤维软镜的电视摄像系统由内镜摄录仪(包括摄像头和图像处理系统)和显示器组成(图 2-4-3)。除了电子软镜设定有配套的电视摄像系统以外,大多数纤维软镜的电视摄像系统可以通用。

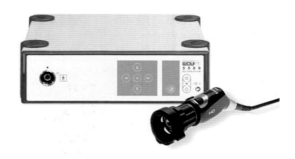

图 2-4-3　高清内镜图像处理仪及摄像头

使用纤维软镜时,需把摄像头接通软镜的目镜端,接受内镜的影像信号并经图像处理系统处理之后,经显示器显示出来(图 2-4-4)。现在的摄像头内装置有微型图像传感器 CCD (有单晶 1CCD 和三晶 3CCD),将图像的光信息转变为电子信号,传输至图像处理器并经显示器显示出来(图 2-4-5)。

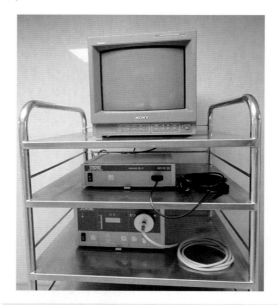

图 2-4-4　纤维软镜的冷光源、图像摄录仪和显示器

电子软镜先端部装置有 CCD 或者 CMOS,直接接收人体内部脏器、组织表面反射的光信号转变为电子信息,经过软镜的电缆线而传导至图像处理器(图 2-4-6),可避免纤维软镜

光纤传导图像信息导致的图像信息减损、失真的影响，因而可以有更好更清晰的图像。而且，电子软镜的一体化的摄像头较纤维软镜轻，操作更便捷。

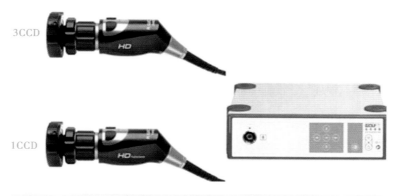

图 2-4-5 单晶和三晶摄像头及图像处理仪

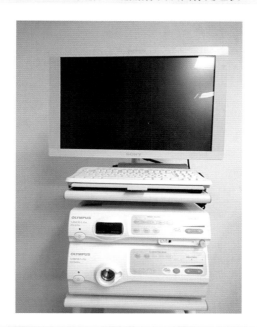

图 2-4-6 电子软镜的冷光源、图像处理仪和 LCD 显示器

（雷 鸣 袁 坚）

第五节 灌 注 设 备

灌注泵是输尿管软镜的一个可选的器械，用于软镜的进入、观察、碎石和取石。不论何种型号的灌注泵，一般均由开关电源、液泵、溢流阀、调节器（流量和压力）和显示器组成（图2-5-1）。导水管被固定于溢流阀上，通过液泵的动力作用而将静止的灌注液以一定的流量和压力泵出。灌注泵的二个重要参数—流量和压力可根据调节器和显示器来设定。常用灌注泵的工作流量介于 $300\sim800ml/min$，压力介于 $50mmHg\sim250mmHg$。根据手术的需要，可

以在术中选用一定的流量和压力,但应尽量选择能满足手术需要的最低压力和流量以免肾内压过高和灌注液过多吸收。国产 MMC 液压灌注泵(广州)尚能形成脉冲,最大可产生 300mmHg 的压力并作用 3 秒,再停止 2 秒,如此循环反复。

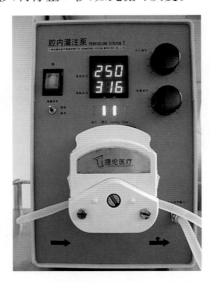

图 2-5-1 国产 MMC 液压灌注泵

国外学者行输尿管软镜手术通常不用灌注泵,而采用重力灌注。挂水袋的高度常在 60cm～100cm 之间,可根据术中需要而调整挂水袋的高度。

(钟东亮 袁 坚)

第六节 定 位 设 备

相对于硬镜,输尿管软镜操作的最大差异是操作者容易迷失方向,即操作中不知所在腔内的确切位置,包括上中下盏,腹侧或背侧,甚至肾盂或输尿管上段,均无法辨别。尤其是对于初学者来说,输尿管软镜术中的定位设备尤显重要。另外,为了寻找结石,尽可能击碎取出结石,减少结石残余,也需要术中定位设备。

C 形臂 X 光透视具有直观、方便、经济的特点,是输尿管软镜的常用定位设备。如果注入造影剂,定位更清晰,图 2-6-1 显示输尿管软镜到达肾下盏。

严谨的输尿管软镜操作,X 线定位贯穿整个手术过程:

1. 软镜操作前,进行输尿管硬镜检查和留置导丝时;
2. 使用筋膜扩张器、扩张球囊或各种型号硬镜扩张输尿管时;
3. 输尿管扩张通道鞘置入过程;
4. 输尿管软镜置入、帮助寻找方向、寻找目标肾盏;
5. 辨别有无残留结石;
6. 导丝的放置和双 J 管的置入。

如果每个过程均采用 X 线定位,术者及患者的 X 线曝光量增加,建议操作者选择性应用,初学者必须使用。

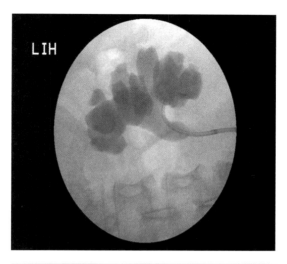

图 2-6-1　输尿管软镜术中的 X 线定位

长期接触放射线对人体有一定损害。通过适当的方法,可以将 X 线的放射性伤害尽可能的减少。以下方法可以减少医生对放射线的接触量:

1. 减少曝光时间,可以明显减少曝光量。

2. X 线量与距离的平方成反比。增加与放射源距离,可大大地减少了操作人员的 X 线照射量。

3. 使用有效的防护。当无法减少曝光时间或增加与放射源距离时,就必须采取防护措施。无论是铅制围裙还是保护甲状腺的颈箍,或是室内的透明铅制防护屏或铅制帷帘都可以提供额外的防护,且对操作的影响不大。

4. X 线装置的设计及摆放。X 线机的影像增强器加衬了铅板,可减少显像时的散射线。将影像增强器放置于患者上方,X 线管隔于操作台下,便可以明显减少 X 线照射。影像增强器应尽可能降低高度,以阻挡散射线对操作者的照射。

(钟东亮　袁　坚)

第七节　碎石设备

输尿管软镜发现结石后,需要将大块结石击碎,才能把结石取出。超声、液电、气压弹道、激光等碎石设备是常用的碎石工具。但是,超声和气压弹道为硬式碎石杆,无法在输尿管软镜下碎石;而液电和激光均可在输尿管软镜下碎石,其中钬激光是目前输尿管软镜碎石的最重要的工具。

一、液 电 碎 石

液电碎石是第一个运用于临床的体内碎石系统(图 2-7-1),曾广泛运用于胆道结石及泌尿系结石的碎石治疗。所谓液电,是指在水的环境中高压放电,产生高压冲击波,具有激发时间短、能量产生迅速的特点,使结石在"液电效应"下碎裂。操作时,电极应离开镜端3.0mm 以上,以防损伤内镜;电极应尽量对准结石中心;液电碎石应在充满生理盐水的腔道中进行;注意保持视野清晰。液电碎石可击碎各种成分结石,但其产生的冲击波及高温可能损伤探头及结石周围组织,引起穿孔和出血等并发症,故在泌尿系结石的治疗中,液电碎石的应用日趋减少。

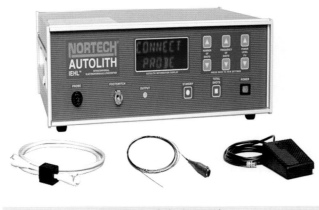

图 2-7-1 液电碎石系统

二、钬激光

(一)钬激光的物理特性

钬激光的工作递质为钬-钇-铝石榴石,是掺敏化离子铬、传能离子铥、激活离子钬的激光晶体制成的脉冲固体激光装置产生的新型激光(图 2-7-2),是利用氙闪烁光源激活嵌在钇-铝石榴石晶体上的稀有元素钬而产生的脉冲式近红外线激光,波长为 2140nm,恰好位于水的吸收范围。钬激光的脉冲时间为 0.25ms,远远小于组织的热传导时间(1ms),故对周围组织热损伤极小。水吸收了大量的能量,减少了对周围组织的损伤。钬激光的穿透深度很浅,仅为 0.38mm,其余热损伤深度为 0.5~1.0mm,因此在碎石时可以做到对周围组织损伤最小,安全性极高。钬激光与其他激光的特性比较见表 2-7-1。

表 2-7-1 外科激光的特性

激光	波长	类型	吸收物质	穿透深度	热损伤	能否光纤传导
ND-YAG	1064nm	连续波	血红蛋白	2mm	高	能
半导体	630~810nm	连续波	血红蛋白	2mm	高	能
KTP(绿激光)	532nm	连续波	血红蛋白	4mm	高	能
CO_2 激光	10060nm	连续波	水	0.1mm	高	否
铥激光	2000nm	连续波	水	0.2~0.4mm	高	能
钬激光	2140nm	脉冲波	水	0.2~0.4mm	低	能

(二)钬激光的碎石机制

1. 通过"光热效应",产生气泡,破坏结石的稳定性,故能化学分解结石(图 2-7-3)。

2. 通过一种"钻孔效应"汽化结石,使结石表面和内部含有的水分在瞬间吸能高度汽化膨胀,造成无数连续的微小爆破,这些微爆破又产生二次冲击波,在双重微爆下由表及里层

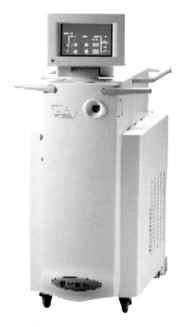

图 2-7-2 钬激光碎石机

层崩解(图 2-7-4),可以高效粉碎各种成分的泌尿系结石。

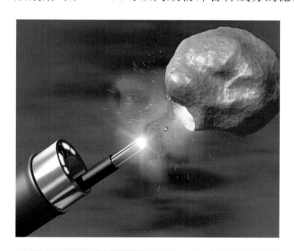

图 2-7-3 钬激光的"光热效应"

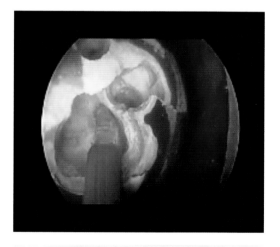

图 2-7-4 钬激光的"钻孔效应"

(三)钬激光碎石的特点

以前使用的激光缺点较多,如非脉冲式二氧化碳激光,是利用热效应汽化结石,由于温度高(2000℃~3000℃),故热损伤大;脉冲式激光,如染料激光对不含色素的胱氨酸结石无效;钕激光则由于精确性较差,不能用于碎石治疗。

钬激光具有非常优秀的碎石功能,其特点为:

1. 钬激光的光波可以经氧化硅石英光纤传导,光纤纤细、可弯曲,非常适合通过软镜的工作通道。

2. 与其他激光相比,钬激光碎石器可粉碎任何成分的结石;与液电、气压弹道相比,钬激光可将结石击碎成更小的碎片;与液电碎石器相比,钬激光的能量会在液体介质里有效吸收,对尿路上皮的损伤最小化;与气压弹道相比,钬激光对结石及结石后方的组织的后助力较小。

3. 钬激光可进行软组织的切割,可在碎石的同时进行输尿管狭窄切开或炎性息肉的切除。

(四) 激光纤维的选择

激光纤维分为前向激光纤维和侧向激光纤维两种。前向激光纤维有 $200\mu m$、$365\mu m$、$550\mu m$ 和 $1000\mu m$ 四种标定直径(图 2-7-5)。侧向激光纤维的直径只有 $550\mu m$。每一种光纤都有外套保护,稍微增加了光纤的外部尺寸(表 2-7-2)。

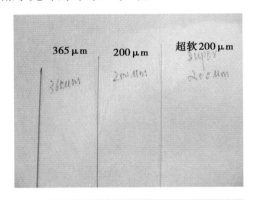

图 2-7-5 不同直径的钬激光纤维

表 2-7-2 常用激光纤维的直径

光纤	裸光纤直径(μm)	加保护层直径(μm)
SlimLine200	272	450
SlimLine365	365	580
SlimLine550	550	780
SlimLine1000	940	1450
DuoTome Sisdlite550	550	2400

越粗的激光纤维对输尿管软镜的弯曲度影响越大。

$200\mu m$ 的激光纤维只使输尿管软镜的最大弯曲度损失 $7\%\sim16\%$(即减少 $9\sim19$ 度),是输尿管软镜手术最常用的激光纤维。而超软的 $200\mu m$ 激光纤维对输尿管软镜的弯曲度影响更小。

$365\mu m$ 的激光纤维,使输尿管软镜的最大弯曲度损失达 37%(即减少 $24\sim45$ 度),仅适用于半硬的输尿管镜,或者输尿管软镜下治疗中上盏结石。即使对于新一代带有主要弯曲和次要弯曲的输尿管软镜,置入 $365\mu m$ 的激光纤维,可使主动弯曲度减少 59 度。

直径小于 $200\mu m$ 激光纤维,容易刺破软镜的工作通道,临床上较少使用。

直径大于 $365\mu m$ 的激光纤维对软镜的弯曲度影响较大,较少应用于输尿管软镜手术。

对市面上各厂家钬激光的性能与安全性进行对比,发现直径在 $200\sim273\mu m$ 的光纤中,

Dornier Lightguide 200™(图 2-7-6)最容易刺破输尿管软镜的工作通道,而 Lumenis 272™和 Innova Quartz 400™最安全。

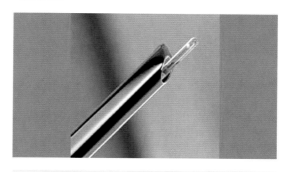

图 2-7-6　**Dornier Lightguide 光纤**

　　为了增加最大弯曲度,有人发明了一种新型的温度激活的可弯曲激光纤维,通过灌注侧孔快速注入 10ml 60℃的热水,这种镍钛记忆合金光纤(1.8F,0.610mm 光密度)能被激活,增加弯曲度,可使输尿管软镜的最大弯曲度增加达 20 度。

(钟东亮　袁　坚)

第八节　取石及活检设备

　　输尿管软镜下取石设备包括取石篮(或称套石篮)和异物钳(或称取石钳),以取石篮较常用;活检设备有活检钳。

一、取　石　篮

　　取石篮的物理特性决定了取石篮在不同手术条件下的取石性能。取石篮可能在轴柄(大小粗细、材料),篮线(数量、材料、形状)和结构(球形、螺旋形、配对线、有无尖头)上存在差异。在不同情况下,选用不同的取石篮进行取石。

　　以下因素将影响取石篮的取石性能:结石处理过程中良好的能见度,网篮张开或闭合时是否仍在视野中;足够的径向力以便能在输尿管中张开;能够抓住、固定、甚至分离结石。

　　用镍钛记忆合金生产的取石网篮,由于其独特的柔韧性和灵活度,允许在输尿管软镜弯曲状态下处理各个肾盏结石。当然,对于某种手术而言,何种取石设备最适合,可能需要某种特别的参数来决定。

　　取石篮通常由操作手柄、中间导线和末端网篮组成(图 2-8-1)。不同的取石篮的操作手术柄大致相仿,但末端网篮的形状和特点存在差异。根据末端网篮的形状,分为尖头网篮和无尖头网篮。

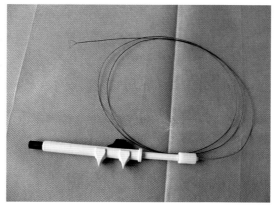

图 2-8-1　**取石篮**

（一）尖头网篮

相比无尖头网篮，尖头网篮（图 2-8-2）在网篮完全张开后，必定多突出 1.2cm，因此尖头网篮容易损伤肾乳头。3.0F 的尖头网篮减少软镜的弯曲度达 79 度，而 3.2F 的镍钛记忆合金无尖头网篮对输尿管软镜的主动弯曲度影响较小。尖头网篮镍钛相比无尖头网篮的取石速度要慢。从肾盏取出一粒结石，尖头网篮需要 27.8 秒，而无尖头网篮只需 8.2 秒。

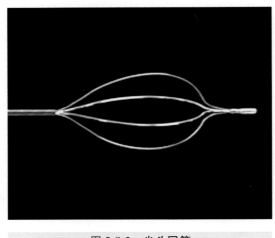

图 2-8-2　尖头网篮

（二）无尖头网篮

无尖头网篮具有不易损伤肾乳头、对软镜弯曲度影响小、取石速度快等特点。但是，2.4F 和 3.0F 的镍钛记忆合金无尖头网篮最多可能减少灌注量达 92％，减少软镜的弯曲度达 37 度。当镍钛记忆合金无尖头网篮导致灌注量不足，视野不清，或导致软镜弯曲度受损影响手术时，可将网篮拆卸，将网篮的外鞘去除，仅留网篮的内轴芯于输尿管软镜的通道内。置入"裸露"的网篮，以输尿管软镜的通道作为网篮外鞘，可接近结石。"裸露"的网篮可保持原有最大灌注量的 65％的灌注，可恢复 20 度的弯曲度。

1. Cook NCircleTM 取石篮

Cook NCircle™取石篮是一种无尖头网篮。通过模型实验发现，由于其独有的构造和线性打开动力，2.2F Cook NCircle™取石篮（图 2-8-3）能最高效地将输尿管和肾盏的结石抓住。Cook NCircle™网篮与其他 12 种网篮相比，它能最快达到目标网篮宽度，足以抓住 5mm 的结石，而且其网篮伸出的长度最短，打开后视野更可控。2.2F Cook NCircle™的网篮线更柔韧，能耐受温和压力下的扭曲，如果结石粘着肾乳头，并被包裹，可用 NCircle™取石。

2. Sacred Heart Halo™取石篮

在一个肾盏模型中发现，1.5F Sacred Heart Halo™取石篮（图 2-8-4）能最有效地将小结石碎片取

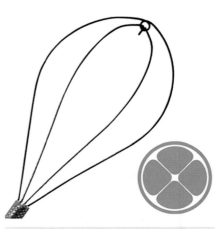

图 2-8-3　Cook NCircle™取石篮

出。另外,通过网篮柄的旋转轴,它能将目标结石旋转。如果结石太大,利用这种技术有助将结石将输尿管中取出。而且,处理嵌顿结石时,Halo 网篮边可通过 $200\mu m$ 光纤,可在旋转结石同时激光碎石。当然,需强调的是,只有在处理嵌顿结石时,才需要在抓住结石后行激光碎石。作为常规,一般是在激光碎石后,才抓取结石,这样更安全。

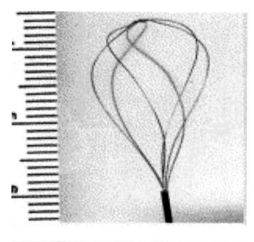

图 2-8-4　Sacred Heart Halo™取石篮

3. Cook NCompass™取石篮

Cook NCompass™取石篮(图 2-8-5)的网状结构,特别有助于抓取 1mm 左右的结石碎片。

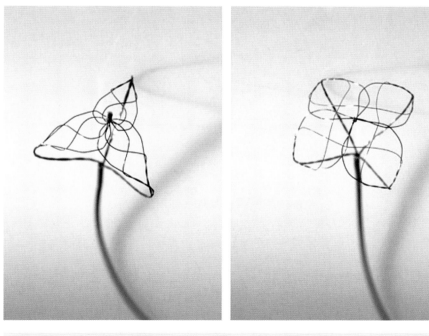

图 2-8-5　Cook NCompass™取石篮

4. Bard Dimension™网篮

如果用网篮套住结石,但由于结石过大不能将结石经输尿管取出,这时必须将结石从网篮中放开,这种情况就要求网篮具有释放结石的能力。Bard Dimension™网篮(图 2-8-6)是一种柔韧的有尖的镍钛记忆合金网篮,为能偏转的四线泪构造,具有独特的开关能力。非常便于结石的抓取与放开。

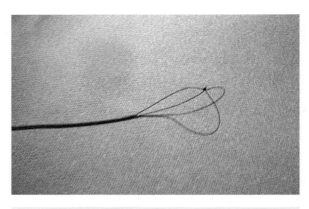

图 2-8-6 Bard Dimension™网篮

5. COOK N Gage 取石篮

Cook NGage 取石篮(图 2-8-7)设计独特,具有网篮及取石钳的双重功能,既能像网篮一样网住结石,又能象取石钳一样抓取释放结石,为手术操作过程提供良好控制。但取石力量差,适合套取 1~2mm 结石。

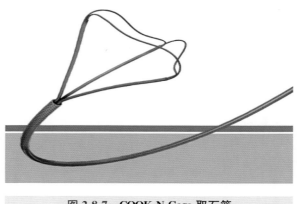

图 2-8-7 COOK N Gage 取石篮

二、异物钳(取石钳)

在软镜操作中,偶尔也使用异物钳,主要用于取石、取异物和取活检。分为二叶钳和三抓钳两种。二叶钳(图 2-8-8)可反复抓取,可重复使用,性价比高,但是,它们直径大(≥3F),抓取能力弱,影响其效果。2.4F 三爪钳(图 2-8-9),对输尿管软镜的弯曲度影响很小,有助于结石松动,对输尿管的损伤较小。

不同异物钳有不同类型的操作手柄,有的操作手柄与取石篮类似。

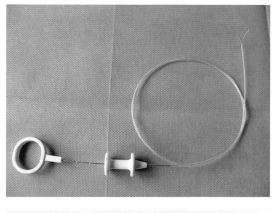

图 2-8-8　二叶钳

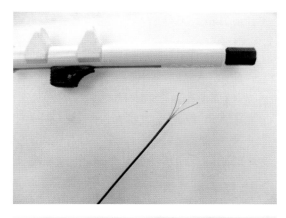

图 2-8-9　三抓钳（类似取石篮的手炳）

三、活 检 钳

　　输尿管软镜可对肾脏集合系统进行检查,若发现可疑病变,可用活检钳(图 2-8-10)把组织钳取,通过病理诊断以明确病变性质。

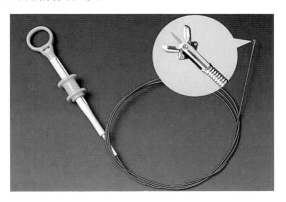

图 2-8-10　活检钳

（钟东亮　袁　坚）

第九节　输尿管支架管

　　为了解除输尿管梗阻、保持输尿管引流通畅、减少尿外渗、促进输尿管黏膜的损伤修复,软镜术后通常须放置输尿管支架管。

一、双 J 管的发展历程

　　Zimskind 等在 1967 年最早使用硅胶输尿管导管,成功缓解输尿管梗阻和输尿管阴道瘘。输尿管导管的缺点:①输尿管导管与尿管长时间放置,增加尿路刺激症状;②长时间放置,增加逆行感染的风险;③容易发生导管移位。1978 年 Finney 进一步改良了输尿管内支架的设计,使用双 J 管,两个圈的方向相反,分别在肾脏端和膀胱端,以防止移位。支架的长度合适、位置恰当,膀胱刺激症状会减少。

二、双 J 管的材料

理想的输尿管内支架应该具有如下特征:无论何种径路均容易置入;位置固定,不会移动;引流性能优良;患者耐受性良好;生物相容性佳;生物耐受性好;抗结垢;无反流;不透 X 线或超声可见;容易更换和拔除;功能多样;经济实惠。

硅胶材料的双 J 管,质地柔软,患者舒适,但其摩擦系数高,容易出现置管困难。聚乙烯支架的刚性有助于支架的置入,但是,聚乙烯在尿中不稳定,容易在短时间内断裂。目前常用的双 J 管为单纯的聚氨酯材料支架或是混合的聚氨酯支架。最近,共聚物如 C -Flex,Per-cuflex,和 Flexima 材料的内支架已用于临床。内支架涂上亲水膜,有助支架的置入,可减少结垢与感染。

三、双 J 管的留置时间

内支架留置的时间长短通常由留置内支架的指征和医生的经验决定。为缓解输尿管水肿的而留置内支架只需要几天,因为恶性病变导致的梗阻需要终身留置内支架。不管输尿管内支架是什么材料,厂家通常建议每 3~6 个月就更换一次内支架,最长放置不超过 1 年。留置时间越长,输尿管内支架引起的并发症就越多。

四、留置双 J 管的并发症

输尿管内支架引起的各种并发症包括:刺激性排尿症状、尿失禁、耻骨上疼痛或腰痛、膀胱输尿管反流、血尿、脓尿、尿路感染、支架错位、支架迁移、不能有效解除梗阻反而导致输尿管梗阻、结垢、输尿管腐蚀或输尿管瘘、支架断裂、支架遗忘。

五、新型的输尿管内支架

为减少留置输尿管内支架相关的并发症,不断有新的输尿管内支架设计生产出来。

1. PolarisLoop 内支架

为减少膀胱刺激症状,有人设计出(Po-larisLoop)北极星环内支架(图 2-9-1),该支架在膀胱部分设计独特,传统的膀胱圈被两个纤细的环代替,支架的膀胱部分节省了 70％的材料。

2. 药物涂层内支架

为了减少输尿管内支架相关的症状,载药支架,药物洗脱支架,药物涂层支架相继问世。

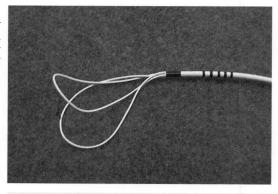

图 2-9-1　PolarisLoop 内支架

Liatsikos 证实,紫杉醇洗脱输尿管支架在猪模型中实验证实是安全的,并且没有堵塞。加载三氯生的 Triumph 支架(Boston)可预防感染和感染有关的结垢。涂有合成肝素的 Radiance 支架(COOK)可防止生物膜的形成和结垢(图 2-9-2)。具有独特配方

"pHreeCOAT"涂层的 InLay Optima 聚合物混合支架(BARD),据称支架留置一年不会形成结垢(图 2-9-3)。

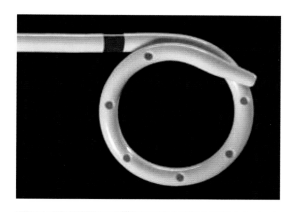

图 2-9-2　**Radiance 支架**(COOK)

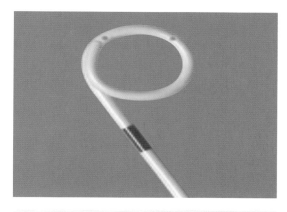

图 2-9-3　**InLay Optima 聚合物混合支架**(BARD)

3. 金属输尿管内支架

金属输尿管内支架的开发最初是用于因恶性病变引起输尿管梗阻的患者。Resonance 支架(COOK)(图 2-9-4)的推出就是用于治疗因恶性病变引起输尿管的梗阻,Borin 等第一次报道在北美应用 Resonance 支架成功的案例,该患者起初用的是 7F 内支架,后来换用两条 6F 内支架,均不能有效缓解梗阻,而使用 Resonance 支架可成功解除梗阻。

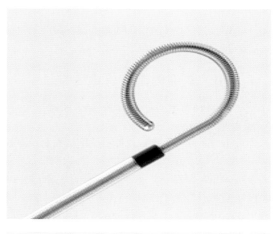

图 2-9-4　**Resonance 支架**(Cook)

(钟东亮　袁　坚)

参考文献

1. 王旭东,叶玉堂. CMOS 与 CCD 图像传感器的比较研究和发展趋势. 电子设计工程,2010,18(11): 178-181.
2. 王庆有. 图像传感器应用技术. 北京:电子工业出版社,2003:207-234.
3. Chan KF, Vassar GJ, Pfefer TJ, et al. Holmium: YAG laser lithotripsy: A dominant photothermal ablative

mechanism with chemical decomposition of urinary calculi. Lasers Surg Med 1999;25:22-37.

4. Teichman JM, Vassar GJ, Bishoff JT, et al. Holmium: YAG lithotripsy yields smaller fragments than lithoclast, pulsed dye laser or electrohydraulic lithotripsy. J Urol 1998;159:17-23.

5. Teichman JM, Rao RD, Rogenes VJ, et al. Ureteroscopic management of ureteral calculi: Electrohyrdaulic versus holmium: YAG lithotripsy. J Urol 1997;158:1357-1361.

6. Maheshwari PN, Trivedi N, Kaushik S, et al. Ureteroscopic management of upper ureteric calculi: Holmium lithotripsy vs. pneumatic lithotripsy (abstract). J Endourol 2003;17:M25-14.

7. Poon M, Beaghler M, Baldwin D. Flexible endoscope deflectability: changes using a variety of working instruments and laser fibers. J Endourol 1997;11:247-249.

8. Kuo RL, Aslan P, Zhong P, et al. Impact of holmium laser settings and fiber diameter on stone fragmentation and endoscope deflection. J Endourol 1998;12:523-527.

9. Lobik L, Leveillee RJ, Lopez-Pujals A. Deflectability of a new flexible ureteroscope (DUR-8E) with active primary and secondary deflections: alterations using different working devices [abstract]. J Urol 2003;169 (Suppl): A1774.

10. Auge BK, Dahm P, Wu NZ, et al. Ureteroscopic management of lower-pole renal calculi: technique of calculus displacement. J Endourol 2001;15:835-838.

11. Pietrow PK, Auge BK, Delvecchio FC, et al. Techniques to maximize flexible ureteroscope longevity. Urology 2003;60:784-788.

12. Lee C, Anderson JK, Marquez J, et al. Temperature-activated deflection of a novel laser fiber sheath [abstract]. J Endourol 2003;17 (Suppl 1): MP04.07.

13. Vassar GJ, Teichman JM, Glickman RD. Holmium: YAG lithotripsy efficiency varies with energy density. J Urol 1998;160:471-476.

14. Knudsen BE, Glickman RD, Stallman KJ, et al. Performance and safety of holmium: YAG laser optical fibers. J Endourol 2005;19:1092-1097.

15. Holden T, Pedro RN, Hendlin K, et al. Evidence-based instrumentation for flexible ureteroscopy: a review. J Endourol. 2008 Jul;22(7):1423-1426.

16. Bagley D, Ramsay K, Zeltser I. An update on ureteroscopic instrumentation for the treatment of urolithiasis. Curr Opin Urol 2004;14:99-106.

17. Chenven E, Bagley D. In vitro retrieval and releasing capabilities of stone basket designs. J Endourol 2002;16(Suppl 1): A11.

18. Honey RJ. Assessment of a new tipless nitinol stone basket and comparison with an existing flat-wire basket. J Endourol 1998;12:529-531.

19. Monga M, Hendlin K, Lee C, et al. Systematic evaluation of stone basket dimensions. Urology 2004;63:1042-1044.

20. Lukasewycz S, Skenazy J, Hoffman N, et al. Comparison of nitinol tipless stone baskets in an in vitro caliceal model. J Urol 2004;172:562-564.

21. Lukasewycz S, Hoffman N, Botnaru A, et al. Comparison of tipless and helical baskets in an in vitro ureteral model. Urology 2004;64:435-438.

22. Hendlin K, Lee C, Anderson JK, Monga M. Radial dilation force of tipless and helical stone baskets. J Endourol 2004;18:946-947.

23. Honey RJD. Assessment of a new tipless nitinol stone basket and comparison with an existing flat-wire basket. J Endourol 1998;12:529-531.

24. Bhayani SB, Monga M, Landman J, et al. Bare naked baskets: optimizing ureteroscopic stone extraction.

Urology 2002;60:147-148.

25. Landman J,Monga M,El-Gabry EA,et al. Bare naked baskets:ureteroscope deflection and flow characteristics with intact and disassembled ureteroscopic nitinol stone baskets. J Urol 2002;167:2377-2379.

26. Canales BK,Ramani A,Monga M. A new spin on the entrapped ureteral calculus. J Endourol 2006;20:460-461.

27. Zeltser IS,Bagley DH. Basket design as a factor in retention and release of calculi in vitro. J Endourol. 2007;21:337-342.

28. Dretler SP. The stone cone:A new generation of basketry. J Urol 2001;165:1593 -1596.

29. Desai MR,Patel SB,Desai MM,et al. The Dretler stone cone:a device to prevent ureteral stone migration the initial clinical experience. J Urol 2002;167:1985-1988.

30. Holley PG,Sharma SK,Perry KT,et al. Assessment of novel ureteral occlusion device and comparison with stone cone in prevention of stone fragment migration during lithotripsy. J Endourol 2005;19:200-203.

31. Zimskind PD,Fetter TR,Wilkerson JL. Clinical use of long-term indwelling silicone rubber ureteral splints inserted cystoscopically. J Urol 1967;97:840-844.

32. McCullough DL. "Shepard's crook" self-retaining ureteral catheter. Urologist's Letter Club 1974;32:54-55.

33. Hepperlen TW,Mardis HK,Kammandel H. Selfretained internal ureteral stents:a new approach. J Urol 1978;119:731-734.

34. Finney RP. Experience with new double J ureteral catheter stent. J Urol 1978;120:678-681.

35. Seymour H,Patel U. Ureteric stenting:current status. Semin Intervent Radiol 2000;17:351-365.

36. Mitty HA. Stenting of the ureter. In:Pollack HM,McClennan BL,eds. Clinical urography. 2nd ed. Philadelphia,Pa:Saunders,2000;3186-3205.

37. Denstedt JD,Reid G,Sofer M. Advances in ureteral stent technology. World J Urol 2000;18:237-242.

38. Mardis HK,Kroeger RM. Ureteral stents:materials. Urol Clin North Am 1988;15:471-479.

39. El-Faqih SR,Shamsuddin AB,Chakrabarti A,et al. Polyurethane internal ureteral stents in treatment of stone patients:morbidity related to indwelling times. J Urol 1991;146:1487-1491.

40. Chew BH,Knudsen BE,Denstedt JD. The use of stents in contemporary urology. Curr Opin Urol 2004;14(2):111-115.

41. El-Nahas AR,El-Assmy AM,Shoma AM,et al. Self-retaining ureteral stents:analysis of factors responsible for patients' discomfort. J Endourol 2006;20(1):33-37.

42. Deliveliotis C,Chrisofos M,Gougousis E,et al. Is there a role for alpha1-blockers in treating double-J stent-related symptoms? Urology 2006;67(1):35-39.

43. Chew BH,Duvdevani M,Denstedt JD. New developments in ureteral stent design,materials and coatings. Expert Rev Med Devices 2006;3(3):395-403.

44. Chew BH,Denstedt JD. Technology insight:novel ureteral stent materials and designs. Nat Clin Pract Urol 2004;1(1):44-48.

45. Duvdevani M,Chew BH,Denstedt JD. Minimizing symptoms in patients with ureteric stents. Curr Opin Urol 2006;16(2):77-82.

46. Liatsikos EN,Karnabatidis D,Kagadis GC,et al. Application of paclitaxel-eluting metal mesh stents within the pig ureter:an experimental study. Eur Urol 2007;51:217-223.

47. Cadieux PA,Chew BH,Knudsen BE,et al. Triclosan loaded ureteral stents decrease Proteus mirabilis 296 infection model. J Urol 2006;175(6):2331-2335.

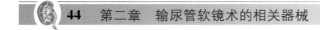
48. Choong SK, Wood S, Whitfield HN. A model to quantify encrustation on ureteric stents, urethral catheters, and polymers intended for urologic use. BJU Int 2000;86(4):414-421.

49. Liatsikos EN, Kagadis GC, Barbalias GA, et al. Ureteral metal stents: a tale or a tool? J Endourol 2005; 19(8):934-939.

50. Borin JF, Melamud O, Clayman RV. Initial experience with full-length metal stent to relieve malignant ureteral obstruction. J Endourol 2006;20(5):300-304.

第三章

输尿管软镜术的应用解剖学

输尿管软镜术的临床应用为上尿路疾病的诊治提供了一种新途径。熟悉尿路解剖将有助于输尿管软镜的操作以及疾病的处理。本章将按照软镜入镜顺序重点介绍与输尿管软镜术相关的解剖学知识。

第一节　尿道的应用解剖

成年男性尿道长17～20cm，平均18cm，自然状态下呈"S"状，源于两个生理弯曲（图3-1-1）：一个是耻骨前弯，凹向下，在阴茎根部和悬垂部的移行部，此弯曲可以拉直，行膀胱镜检查和输尿管软镜手术时，向上牵扯阴茎可以克服此弯曲；第二个弯曲是耻骨下弯，凹向上，在膜部和海绵体部尿道的起始段，此弯曲固定。膜部尿道在自然状态下是闭合的，行尿道膀胱镜检查的时候，灌注液能够使其开放。在灌注液的冲洗下，男性尿道呈套叠环状的管腔。当输尿管软镜接近膜部尿道时，须把软镜调节向上弯曲状态，越过第二生理弯曲。进入第二个生理弯曲后，可以发现在尿道前列腺后壁、尿道内口与尿道外括约肌之间有一条纵行的黏膜皱襞，称为尿道嵴。在近尿道外括约肌处，尿道嵴有一樱桃状隆起，称精阜，呈黄色，上面有三个开口，分别是位于两侧的射精管开口以及位于中央的较大的前列腺囊开口。

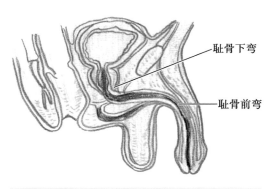

耻骨下弯

耻骨前弯

图 3-1-1　男性尿道的生理弯曲

成年女性尿道较男性短且直，长约4～5cm。女性尿道的主要特征是明显的纵行皱襞，向中央放射状汇集直至膀胱。近端尿道环状平滑肌与膀胱颈部的环状肌相连贯，在膀胱颈特别肥厚，对控尿非常重要。

第二节 膀胱的应用解剖

膀胱为储存尿液的肌性囊状器官,正常人的膀胱容量为350～500ml,最大容量可达到800ml左右。但是,不同年龄、性别和个体的膀胱容量也有所差异。

排空的膀胱呈锥形,可以分为膀胱顶部、体部、底部和颈部,各部之间无明显界限。由于膀胱腔内黏膜丰富,充盈后这些黏膜展开后显得膀胱内壁很光滑。膀胱大体可以分为上面、后面和两下侧面。空虚时,膀胱全部位于盆腔内,男性膀胱底的上部和顶部盖有腹膜,向后反折到直肠,在膀胱和直肠之间,有腹膜形成直肠膀胱反折。膀胱底的外下方与精囊和输精管相邻。男性膀胱的上面的腹膜向两侧与膀胱旁的腹膜相连,向前移行于腹前壁前正中襞。下外侧的前上部与耻骨联合和闭孔肌之间的间隙称为膀胱前隙,里面填有丰富的脂肪和结缔组织。膀胱外下侧与肛提肌、闭孔内肌以及筋膜之间的疏松结缔组织称为膀胱旁组织。膀胱颈为膀胱的最下部,位于骨盆平面的稍上方,与前列腺的近端相接。膀胱颈部通往尿道的出口称为尿道内口。女性膀胱底部无腹膜覆盖,而是有丰富的结缔组织和静脉丛与子宫颈和阴道前壁相毗邻。女性膀胱的上面被覆腹膜,并与子宫阔韧带的前叶相连。膀胱的后缘相当于子宫内口的平面,表面腹膜向上方移行位于其后上方的子宫体前面。在膀胱和子宫之间,有腹膜反折形成膀胱子宫凹陷。膀胱的外下侧大部分无腹膜覆盖,附近有子宫圆韧带经过。膀胱颈直接与尿生殖膈相连,并向下与尿道相接。女性尿道内口较男性低,大约位于耻骨联合后面的中点以下,或者耻骨联合下缘水平。

输尿管软镜入尿道,至膀胱颈,见膀胱颈部呈半月形或凹形弧线,表面光滑而整齐。越过膀胱颈部,进入视野的是平坦的膀胱三角区,膀胱三角区底边为输尿管间嵴,是两侧输尿管的纵行肌纤维交织而成,左右输尿管开口分别居于输尿管间嵴的两侧。典型的输尿管开口呈裂隙状、沟穴状。

正常情况下,膀胱黏膜光滑,血管分布均匀,镜下隐约可见肌纤维。下尿路梗阻导致持续膀胱压力增加,可以出现膀胱扩张,肌纤维间隙变宽,膀胱壁变薄,形成了大小不等的向外突出的凹陷,较大的凹陷成为膀胱憩室,这些网状的肌纤维称为小梁。

第三节 输尿管的应用解剖

输尿管是位于腹膜后的一对富于肌纤维的细长的管状器官,上端起自肾盂输尿管联接部,下端终止于膀胱。输尿管按照部位可以分为腹部(腰段)、盆部(盆段)和壁内部(膀胱壁段)。输尿管的长度一般为25～30cm,管腔直径根据不同分段有所不同(表3-3-1)。

表3-3-1 不同部位的输尿管管腔直径

输尿管分段	直径(mm)	大小(F)
壁内部	1～2	3～6
盆部	4	12
腹部	5～6	15～18
肾盂输尿管连接部	2～4	6～12

临床中,常将输尿管分为上段(骶髂关节上缘以上)、中段(骶髂关节上下缘之间)、下段(骶髂关节下缘以下),如图 3-3-1;临床上这种分段方法并非以解剖结构不同为依据,而与手术入路的选择有关。

　　上段输尿管起自肾盂,至髂骨上缘。双侧的上段输尿管后面紧贴腰大肌斜行下降,内侧为脊柱、腹主动脉和下腔静脉,外侧为侧后壁。左侧输尿管前面是十二指肠空肠曲的左端、降结肠和乙状结肠的上端,内侧为腹主动脉;右侧输尿管的前面是后腹膜与十二指肠降部、升结肠及系膜,内侧是下腔静脉。中段输尿管位于骶髂关节上下缘之间。左侧输尿管前面是乙状结肠及系膜,右侧输

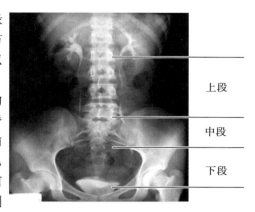

图 3-3-1　输尿管的分段

尿管前面是升结肠系膜根部及末端回肠。在骨盆上口附近,双侧输尿管与髂血管交叉,于髂血管的前外方跨越髂血管走向前内方,左侧输尿管跨过左髂总血管,右侧输尿管跨过右髂外血管,随后进入盆腔。下段输尿管位于骶髂关节下缘以下,直达膀胱。该段输尿管从骶骨下缘开始逐步转向后外方,经过骶腰部、骶髂关节内侧,跨过闭孔神经到达坐骨棘。

　　输尿管全程有 3 处狭窄,上狭窄位于输尿管起始部,中狭窄位于骨盆上口,输尿管跨髂血管处,下狭窄位于输尿管壁内段,是输尿管三处狭窄段中最窄的地方(图 3-3-2)。因此,输尿管镜从输尿管开口处入镜最具挑战性。输尿管开口于三角区两侧角,输尿管下段肌层与膀胱逼尿肌形成 Waldeyer 鞘,具有抗反流的作用。壁内段斜行于膀胱壁内,在膀胱充盈的时候,壁内段输尿管闭合,不利于输尿管镜的进入,因此在入镜时注意膀胱内不能充盈过度。输尿管进入膀胱的角度变化很大,自 90 度至 135 度不等。老年男性患者因前列腺增生,膀胱颈部抬高,输尿管镜进入膀胱的角度增大。寻找到输尿管膀胱开口后,在 3F 输尿管导管的引导下,同时予以灌注冲水,可有助于输尿管镜的进入。因此,输尿管软镜操作时,使用输尿管通道鞘可避免软镜反复进入尿道和越过输尿管

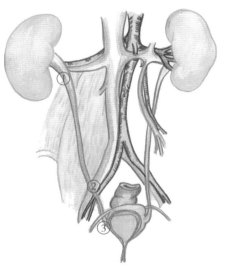

图 3-3-2　输尿管的三处生理狭窄

壁间段的困扰。输尿管壁内段长约 1.5cm,输尿管镜顺利入镜后,即可轻松通过,进入输尿管中段。由于输尿管中段跨过髂血管,输尿管镜至此可见到明显的管腔外血管搏动,这段较为狭窄,操作宜轻柔,防止损伤。越过髂血管段,输尿管管腔通畅,一般可以直接到肾集合系统。但是,男性后尿道较为固定,影响输尿管镜的摆动,而且由于角度关系,有些时候难以上镜至输尿管上段。

　　正常情况下,输尿管的走行并非由上至下的垂直走行,全长有 3 个弯曲:第一个弯曲为肾曲,位于输尿管上段;第二个弯曲为界曲,位于骨盆的上口处,呈"S"形,由向下的方向斜转向内,过骨盆上口后转向下方;第三个弯曲为骨盆曲,由斜向内下方转向前下方,突向后下

方。因此,在输尿管软镜手术过程中,需要注意输尿管的走行,时刻保持术野的清晰,镜体保持在输尿管管腔中央,防止输尿管的损伤。在肾积水的情况下,肾脏下移,输尿管可能有扭曲迂回,适当调整患者体位,给予头低位,由于肾脏的重力作用拉长输尿管,或者托起患者腰部,有助于减轻输尿管的迂曲,有利于输尿管软镜的通过。

输尿管为一肌性管腔,管壁厚,黏膜为纵行皱壁,内壁光滑,粉红色。输尿管各段的管壁厚薄不同,可以解释输尿管损伤类型的差异。输尿管远段黏膜层和肌层较丰厚,容易形成黏膜下假道;输尿管近段黏膜层和肌层薄弱,容易出现输尿管穿孔和撕脱。输尿管由于炎症刺激出现水肿,管壁出现皱折,甚至有渗血。输尿管结石常引起结石下方输尿管的炎性水肿,常伴发息肉,输尿管镜下呈现乳头状或者水草状漂浮。上尿路结核以及输尿管长期炎症纤维化,输尿管壁的血运差,黏膜苍白,管腔常狭窄甚至闭锁。

输尿管软镜术中,常规先行输尿管镜探查明确输尿管是否存在狭窄,并留置斑马导丝,引导输尿管通道鞘的置入,这些操作都应注意输尿管的解剖特性,尤其是输尿管的狭窄及走行特点,避免暴力操作损伤输尿管,如输尿管的撕脱、输尿管穿孔等。

输尿管的动脉血供来源很广,肾动脉、肾囊动脉、肾下极动脉、腹主动脉、骶中动脉、第一腰动脉、睾丸动脉(女性则为卵巢动脉)、髂总动脉、髂内动脉、膀胱上动脉、膀胱下动脉以及子宫动脉等均有分支供应相应水平的输尿管(图 3-2-3)。大约有 48.63% 的动脉分支从输尿管的内侧进入输尿管壁,40%的动脉分支从输尿管的外侧进入输尿管壁,而从输尿管前面进入者占8.64%,后面进入者占2.73%。应该根据输尿管不同层面的血供情况决定切开方向,膀胱壁内段在 6 点钟处切开,越过髂血管的地方在内上方切开,近 UPJ 处在外侧方切开。对于小的血管出血,电凝常能够彻底止血,但是较大的血管出血,往往较为棘手。输尿管的节段的血供被破坏后,节段的输尿管常缺血坏死,引起尿瘘。输尿管的静脉汇入上述的同名静脉,最终回流入肾静脉、睾丸静脉(卵巢静脉)和髂内静脉等。

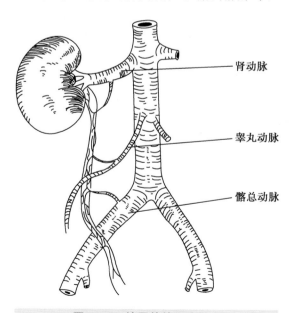

肾动脉

睾丸动脉

髂总动脉

图 3-3-3   输尿管的血液供应

第四节 肾脏的应用解剖

一、肾脏大体解剖

肾脏是成对的实性器官,形如蚕豆:外侧缘隆凸,后面平坦,前面前凸;内侧缘中间凹陷,称为肾门,为肾血管、神经、淋巴管和肾盂输尿管的出入部位。肾脏长 10～12cm,宽 4～6cm,厚度 3～4cm,重约 120g。

肾脏位于腹膜后,贴附于腹后壁,分布于脊柱的两侧。右肾稍低于左肾,右肾上端平第 12 胸椎,下端平第 3 腰椎,左肾上端平第 11 胸椎,下端平第 2 腰椎;右肾门约平第 2 腰椎,左肾门约平第 1 腰椎。肾的位置也有变异,瘦长的人肾脏位置相对较低,肥胖者相对较高。肾脏靠着腰大肌,上极比下极更靠近中间和后壁,因此大体上肾脏呈八字分布,上极靠近背侧,下极靠近腹侧。

肾脏的毗邻两侧不相同。左侧上极的内侧附着左侧肾上腺,前面的上部与胃底后壁接触,外侧缘大部分与脾脏毗邻,外侧缘下部经腹膜与结肠左曲相隔。右肾上极的内侧附着右肾上腺,右肾前面的上三分之二部分与肝脏毗邻,下部与结肠右曲相接触。升结肠从回盲瓣向上走行成为横结肠的结肠右曲(肝曲),位于右肾下部的前面;降结肠从结肠左曲(脾曲)延伸到髂嵴水平,位于左肾的前外侧。

二、肾盂肾盏系统

(一) 肾盏的引流

肾皮质组织由带有远曲小管和近曲小管的肾小球组成。肾锥体由髓袢和集合管组成,这些管连接形成乳头管(大约 20 个),乳头管在肾乳头表面开口(肾乳头筛区),并引流尿液进入肾小盏的穹隆部,最后到达肾集合系统。肾小盏为紧靠着一个肾乳头的肾盏。肾小盏引流 5 到 14 个肾乳头(平均 8 个)的尿液。虽然肾小盏的数量参差不齐,但有研究发现 70% 的肾脏有 7 到 9 个肾小盏。肾小盏可以是单个的(引流一个乳头),也可以是混合的(引流 2 或 3 个乳头)。肾小盏可能引流液体直接进入肾盏颈部,或者联合形成肾大盏再由肾大盏引流进肾盏颈并进一步流进肾盂。

通过对离体肾脏标本进行铸型研究,发现肾的集合系统的形态是各种各样的,而且是不对称的,同一个人的双侧肾脏,肾盂肾盏系统在形态学上左右大致对称的仅占 37% 左右。进行输尿管软镜操作时,必须注意肾集合系统解剖的多样性,因为肾集合系统的结构直接影响输尿管软镜的操作空间:非常细长的肾盏盏颈严重影响内镜的操作,而宽的短的肾盏使得内镜的操作变得相对容易;与输尿管长轴方向夹角的大小直接影响输尿管软镜进入的难易程度。

根据 Smith 腔内泌尿外科手册中采用的铸型技术,Sampaio 根据肾上极、肾下极和肾中部肾盏的不同引流情况,将肾集合系统分成两种类型(图 3-4-1)。

A 组,作为肾盂主要部分的两个肾大盏组(上极和下极)以及依靠这两个大组引流的中部肾盏组成的肾盂肾盏系统,占 62.2%。A 组包括两种不同的肾盂肾盏系统类型:A-Ⅰ型(45%),肾中部由从属于上极肾盏组或下极肾盏组甚至同时从属于两个肾盏组的肾大盏引流;A-Ⅱ型(17.2%),肾中部有穿过的肾盏引流,其中一个引流上极肾盏组,另一个引流下极

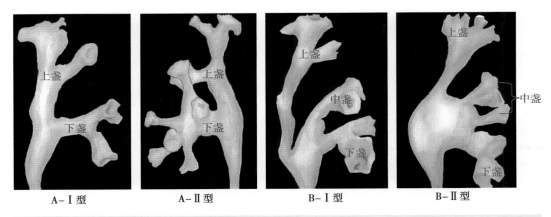

图 3-4-1　肾集合系统的四种类型

肾盏组。

B组，除上下极肾盏外，还有独立的肾中部肾盏系统进行引流，占总的 37.8％。这组也包括两个不同的肾盂肾盏类型：B-I型 (21.4％)，肾中部由一个独立于上下极肾盏组的肾大盏引流；B-II型(16.4％)，肾中部由一到四个独立于上下极肾盏组的肾大盏引流进入肾盂。

关于肾各极的肾盏引流，许多研究显示通常仅有一个肾盏引流上极。在 Sampaio 的研究中，98.6％的上极由一个肾盏引流的，而在 140 例中有 81 例(57.9％)的肾下极是由成对的 2 个肾盏引流的，另有 59 例(42.1％)是由一个肾盏引流的。这些研究结果对于腔内泌尿外科医生具有重要的指导意义，通常由单个肾锥体引流的肾大极有更宽的盏颈，通过内镜进入由单个肾盏引流的肾极比由成对肾盏引流的肾极更容易。

（二）集合系统造影与三维铸型的比较

透彻理解肾盂肾盏空间解剖结构对于输尿管软镜腔内操作具有重要的意义，但是排泄性尿路造影(IVP)或逆行造影仅仅在一个平面显示集合系统，术者要想象实际的三维结构是很困难的。解剖背景有助于帮助泌尿外科医生通过观察二维的 IVP 影像或逆行造影而形成一个三维的肾集合系统意象，并了解肾盏的确切立体结构。三维 CT 重建是有力的工具，能够对结石及集合系统进行影像重建，呈现空间三维立体图像(图 3-4-2)。在 Smith 腔内泌尿外科手册中的研究中，有研究者先往肾集合系统中注入稀释后的造影剂，并获得尿路造影片，随后用液态聚酯型树脂成型，获得肾集合系统的三维铸型，通过对肾集合系统的造影片以及三维铸型进行对照研究，能帮助我们对集合系统有一个初步的感知。

研究发现 11.4％(16/140)铸型标本中存在垂直的肾小盏直接引流进肾盂或者进肾大盏。在铸型上看，与集合系统表面垂直的肾小盏可能同其他结构在平面的投影中重叠，在传统的 X 线影像中可能误认为是在肾盂或肾大盏里。但是这种重叠的影像往往意味着，局部显影要浓于周围的腔道，通过经验的积累，可以加以认识。这种情况下，为了确定结石的确切位置，应该再做一个侧位和斜位 X 片检查。

肾盂肾盏内空间结构复杂，具有不同的形态，大多数呈菱形，也有长且狭窄的，甚至小而圆的，这主要依赖于肾盂肾盏的空间分布，但交叉肾盏大都出现在肾中极，且引流下极肾盏组的肾盏在腹侧的几率较大。在 17.2％的病例中，肾中部是由交叉肾盏引流的，一个引流上极肾盏组，另一个同时引流下极肾盏组。在造影片上，交叉的肾盏(外侧)和肾盂共同围出一

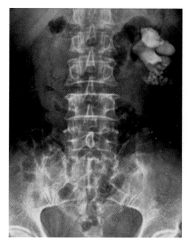 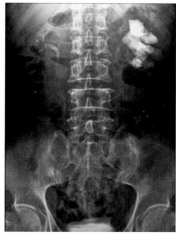 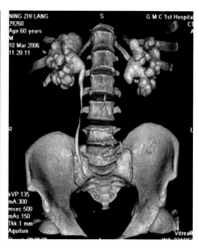

图 3-4-2　肾脏集合系统的三维重建 CT

个可透射线的圈来；而在三维铸型中，能看到这个部位好像是空的。

　　一般认为后组盏在造影片中更靠近内侧，但 Sampaio 等却认为肾盏的位置不能以更靠近中央或更靠近外侧来界定。对比 IVP 或逆行造影以及铸型标本，Sampaio 等发现 140 例有 39 例（27.8%）的前组肾盏比后组肾盏更靠近外周，27 例（19.3%）后组肾盏比前组肾盏更靠近外周，而在大多数铸型中 52.9%（74/140）的前后组肾盏位置是不固定的，没有规律的重叠或者间隔开的分布：在一个部位，最外侧的是前组肾盏，在另一个部位在最外侧的可能是后组肾盏。因此，Sampaio 认为用普通的造影来精确检查肾盏的前后组位置是有困难的，即使联用斜位和侧位片；为了快速而经济的解决这个问题，可以在患者取俯卧位时，将空气注入到肾集合系统，协助确定哪个肾盏是在后组（用射线的通透性来对比）。

　　输尿管软镜进入肾盂，通过调节输尿管软镜的弯曲度，从上盏向下可滑入中盏，最后至下盏；而对于前后组盏的进入，主要取决于术者对输尿管软镜左右的摆动幅度。在对肾盂盏集合系统了解不清楚的情况下，可以通过逆行造影实时监测，指导手术操作。

三、肾脏的血管系统

　　肾动脉主干在发出肾上腺动脉后分成一个前支和一个后支。后支（肾盂后动脉）为单支，供应肾后部，而前支肾动脉则分支为三或四个肾段动脉。在进入肾实质前，肾段动脉分成叶间动脉，沿着肾盏盏颈和肾小盏前行，在肾锥体之间进入肾柱。随着叶间动脉向前行，在肾锥体的基部附近叶间动脉发出（常为二分叉）弓状动脉。弓状动脉又发出小叶间动脉，小叶间动脉到末梢发出肾小球的入球微动脉。

　　肾内静脉不像肾内动脉，它没有区段性，但是肾内静脉存在丰富的循环吻合。皮质的小静脉又称星状静脉，引流呈一系列弓状的小叶间静脉的血液。在肾实质中通常有三个纵轴的吻合弓状系统，这些吻合发生在不同的水平：星状静脉之间（更外围）、弓状静脉间（锥体的基底部）和叶间（盏颈）静脉间（靠近肾窦）。将弓状静脉从外周到中央命名为一级、二级、三级静脉。

（钟　文　曾国华）

参考文献

1. Sampaio FJB. Analysis of kidney volume growth during the fetal period in humans. Urol Res,1992,20(4): 271-274

2. Sampaio FJB. Renal anatomy:endourologic considerations. Urol Clin North Am,2000,27(4):585-607

3. Sampaio FJB. Relationships of intrarenal arteries and the kidney collecting system. Applied anatomic study. In:Sampaio FJB,Uflacker R,editors. Renal anatomy applied tourology,endourology,and interventional radiology. New York:Thieme Medical Publishers,1993. p. 23-32

4. Sampaio FJB,Aragio AHM. Anatomical relationship between the renal venous arrangement and the kidney collecting system. J Urol,1990,144(5):1089-1093

5. Sampaio FJB. Anatomic classification of the pelviocaliceal system. Urologic and radiologic implications. In: Sampaio FJB,Uflacker R,editors. Renal anatomy applied tourology,endourology,and interventional radiology. NewYork:Thieme Medical Publishers,1993,1-6

6. Sampaio FJB. Basic anatomic features of the kidney collecting system. Three-dimensional and radiologic study. In:Sampaio FJB,Uflacker R,editors. Renal anatomy applied to urology,endourology,and interventional radiology. New York:Thieme Medical Publishers,1993,7-15

7. Sampaio FJB. Renal collecting system anatomy:its possiblerole in the effectiveness of renal stone treatment. Curr Opin Urol,2001,11(4):359-366

8. Sampaio FJB,Zanier JFC,Aragio AHM,et al. Intrarenal access:3-dimensional anatomical study. J Urol, 1992,148(6):1769-1773

9. Sampaio FJB. Intrarenal access by puncture. Three-dimensional study. In:Sampaio FJB,Uflacker R,editors. Renal anatomy applied to urology,endourology,and interventional radiology. New York:Thieme Medical Publishers,1993,68-76

10. Sampaio FJB,Aragio AHM. Anatomical relationship between the intrarenal arteries and the kidney collecting system. J Urol,1990,143(4):679-681

11. Sampaio FJB,Schiavini JL,Favorito LA. Proportional analysis of the kidney arterial segments. Urol Res, 1993,21(7):371-374

12. Streem SB,Geisinger MA. Prevention and management ofhemorrhage associate with cautery wire balloon incision of ureteropelvic junction obstruction. J Urol,1995,153(6):1904-1906

13. Rehman J,Landman J,Sundaram C,et al. Missed anterior crossing vessels during open retroperitoneal pyeloplasty:laparoscopic transperitoneal discovery and repair. J Urol,2001,166(2):593-596

14. Sampaio FJB. The dilemma of the crossing vessel at the ureteropelvic junction:precise anatomic study. J Endourol,1996,10(5):411-415

15. Sampaio FJB,Passos MARF. Renal arteries:anatomic study for surgical and radiological practice. Surg Radiol Anat,1992,14(2):113-117

16. Jarret TW,Smith AD. Endopyelotomy. In:Smith AD,editor. Controversies in endourology. Philadelphia: WB Saunders,1995,249-256

第四章

输尿管软镜术的影像学检查

影像学检查在输尿管软镜术的诊疗过程中是必不可缺的，它们对输尿管软镜诊疗的相关疾病（如上尿路结石、血尿、肾盂肿瘤等疾病）的诊断与鉴别诊断、输尿管软镜术的病例选择和软镜术后复查等诊疗环节均直接提供图像和数据参考。

与输尿管软镜术相关的影像学检查主要包括四大类：B型超声检查，X线检查（腹部平片、排泄性尿路造影、逆行肾盂造影、CT等），磁共振成像，放射性核素扫描。

第一节　B型超声检查

B超是一种无创性的检查，操作方便，不影响肾功能，不需造影剂便能显示肾实质和集合系统的形态。它可用于肾功能衰竭患者，在患者禁忌行X线照射或尿路造影时更具有意义。

一、正常肾脏的B超图像特征（图4-1-1和图4-1-2）

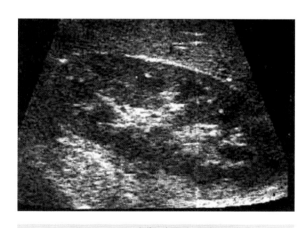

图 4-1-1　正常肾脏黑白 B 超图像

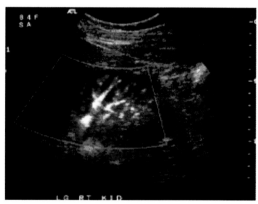

图 4-1-2　正常肾脏彩色 B 超图像

脂肪囊：绕于肾周强回声光带。一般厚约 0.5～1cm。
肾实质：分布均匀细小光点回声，皮质回声较强，髓质回声较弱，肾内血流丰富。
肾窦脂肪：位于肾脏中央带状强回声，边缘不规则，分布不很均匀。
集合系统：位于肾窦脂肪中央，正常肾脏难以显示。

二、输尿管软镜诊疗相关疾病的 B 超图像特征

(一) 肾积水的 B 超图像特征

1. 轻度肾积水 在声像图上出现肾窦分离,肾盂肾盏均有轻度积水,但肾实质厚度和彩色血流不受影响(图 4-1-3)。

2. 中度肾积水 肾外形轻度增大;肾实质厚度轻度变薄;肾集合系统中央无回声液性暗区明显扩大,肾盂、肾大盏和肾小盏均明显扩张(图 4-1-4)。

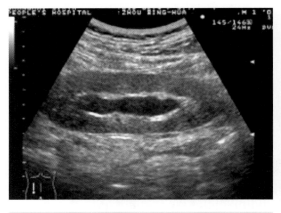

图 4-1-3 轻度肾积水的 B 超图像

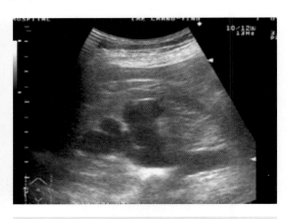

图 4-1-4 中度肾积水的 B 超图像

3. 重度肾积水 肾轮廓显著增大,失去正常形态;肾实质明显变薄或不能显示;肾内呈现巨大无回声液性暗区;冠状断面 B 超图呈"调声碟"状;纵、横断面呈巨大囊肿型(图 4-1-5)。

(二) 肾结石的 B 超图像特征(图 4-1-6)

肾集合系统中央可见强回声伴声影,可伴或不伴不同程度的肾积水(图 4-1-5)。特别值得注意的是,直径<5mm 的肾细小结石诊断是比较困难的,因为此时超声波容易发生绕射,所以多不形成声影或无确切的声影,易与肾盂混淆。

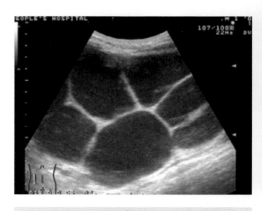

图 4-1-5 重度肾积水的 B 超图像

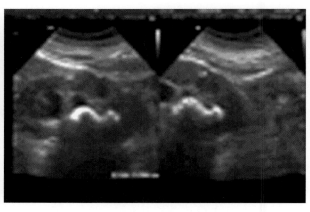

图 4-1-6 肾结石的 B 超图像

（三）输尿管上段结石的 B 超图像特征

输尿管内径测值一般≤6mm～7mm，内径＞8mm 时可视为扩张。沿扩张的输尿管的走行自上而下探测，可以探清结石的位置、大小及形状，很少有假阳性出现（图 4-1-7）。对输尿管扩张不明显的患者，B 超诊断相对困难，可采取多体位、多切面的探测来提高诊断率。

（四）肾盂肿瘤的 B 超图像特征

肾窦中央回声分裂或伴有肾盂积水，肾盂内出现实性不规则回声。肿瘤回声较结石低且无后声影（图 4-1-8）。

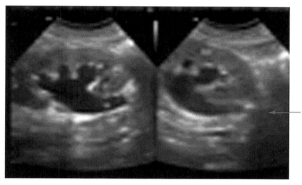

图 4-1-7　输尿管上段结石的 B 超图像

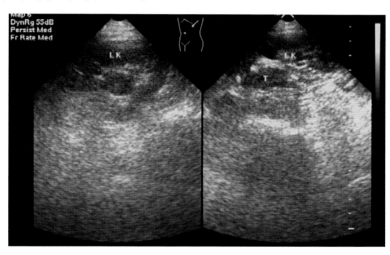

图 4-1-8　肾盂肿瘤的 B 超图像

三、B 超检查在输尿管软镜术的作用

1. 尽管 B 超测量结石的大小和位置的准确率明显低于 X 线，但仍可粗略判断结石的大小和位置；而且 B 超可准确判断肾积水的程度，并可了解对侧肾脏的形态，为是否选择输尿管软镜碎石术进行粗略的评估。

2. 对于不明原因的血尿，B 超可对肾肿瘤、肾盂肿瘤、上尿路结石等常见疾病进行初步的鉴别诊断，为选择下一步诊断和治疗方案提供依据。

3. 对于细小的表浅的肾盂肿瘤，B 超难以作出诊断，恰好是输尿管软镜检查的适应证；对于 B 超能发现的肾盂肿瘤，B 超无法作出病理诊断，可通过输尿管软镜取活检明确诊断。

4. B 超对有无肾结石的诊断准确率高，而且没有 X 线辐射，适合于输尿管软镜碎石术后复查，尤其是适合术后定期复查和阴性结石的术后复查。

5. B 超检查对输尿管软镜术后并发症（如肾周血肿、尿外渗）作出诊断。肾周血肿的 B 超图像表现为肾周围出现高回声或等回声的液性团块影（图 4-1-9，10）；尿外渗的 B 超图像表现为肾周筋膜外新月形的低密度影,伴或不伴腹腔积液。

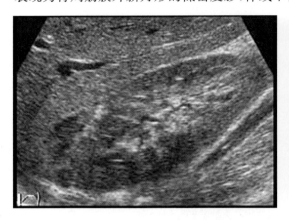

图 4-1-9 肾周血肿的 B 超声像图

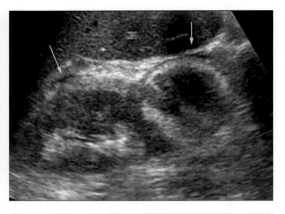

图 4-1-10 尿外渗的 B 超声像图

第二节 尿 路 平 片

对泌尿系统进行 X 线检查,首先要进行尿路平片(KUB)检查,常规尿路平片应包括双侧肾脏、输尿管、膀胱及后尿道。范围上至第 11 胸椎,下至耻骨联合或稍低位,脊柱位于照片中心,摄片应清楚显示肾脏轮廓、腰大肌等软组织影(图 4-2-1)。

通常情况下,尿路平片摄片前应进行肠道准备。除急诊外,一般在检查前 2～3 天前禁服重金属药物,检查前一天进少渣饮食,检查前晚服缓泻剂,如液体石蜡、蓖麻油及番泻叶等,如有便秘习惯可行清洁灌肠。对结石或钙化影不能确定是否位于肾脏内者需行侧位平片检查。

一、泌尿系结石的 KUB 图像特征

尿路平片是泌尿系结石诊断最基本的检查方法,它能显示肾及输尿管阳性结石数目、大小,肾轮廓、大小、形状、位置,以及肾与第 11、12 肋的关系(图 4-2-2)。

尿路平片还可提供结石成分方面的有关信息。90% 以上的结石可在 X 线平片上显影。草酸钙结石往往边缘呈桑葚状,磷酸钙结石表面光滑且密度均匀,尿酸结石在 KUB 不能显示。结石在平片上的显影由深到浅依次为二水磷酸氢钙、一水草酸钙、二水草酸钙、碳酸磷灰石、六水或一水磷酸镁铵、胱氨酸、含钙尿酸盐、无水尿酸结石。

临床症状典型而平片无结石影,可能是小结石或 X 线不显影的结石。照相技术或条件欠佳、肠气多、肥胖等也可影响结石的诊断。它还能显示与输尿管软镜术有关的信息,包括腰大肌影、骨骼系统病变如胸肋骨畸形、脊柱侧弯、脊柱裂等。

腹部的钙化阴影可与尿路结石相混淆。这些钙化的阴影主要有:①肠道内的污物及气体。②肠系膜淋巴结钙化阴影。③骨骼部分的骨岛形成(如骶髂关节区域)。第 11、12 肋软骨钙化。④骨盆区域的静脉钙化所形成的"静脉石"阴影。⑤体外的异物干扰(如纽扣、裤带上打的结等)。⑥消化道钡剂检查后没有排净的钡剂。

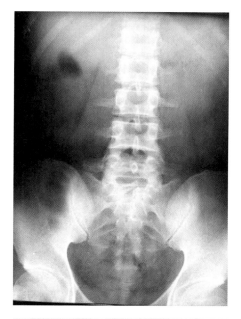

图 4-2-1　正常的尿路平片

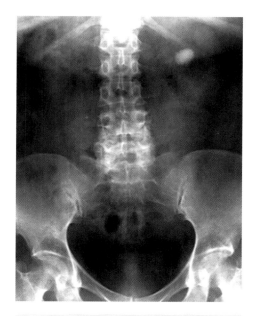

图 4-2-2　肾结石的尿路平片

二、KUB 在输尿管软镜术的作用

1. 对于阳性结石，KUB 测量结石的大小及位置较 B 超准确，且可提供结石成分的有关信息，因此可用于判断是否适合作软镜碎石术以及术前结石定位。

2. KUB 可了解结石的清除和粉碎情况，并观察术后双 J 管的位置，因此最常用于评定输尿管软镜碎石术的治疗效果。如图 4-2-3 为术前 KUB 显示右肾多发性结石，图 4-2-4 为术后 KUB 显示右肾多发性结石已取出，右侧双 J 管位置良好。

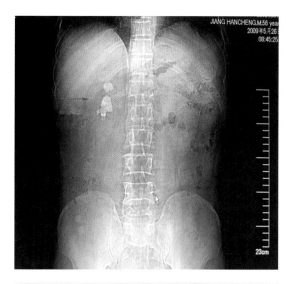

图 4-2-3　术前 KUB

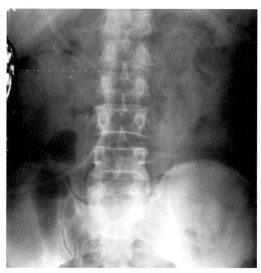

图 4-2-4　术后 KUB

第三节 排泄性尿路造影

排泄性尿路造影也称静脉肾盂造影(IVP)或静脉尿路造影(IVU),是用以显示包括肾盂肾盏系统、输尿管、膀胱的重要方法,它不仅可给我们提供上述部位的形态、结石在尿路分布关系,而且还可给我们提供分侧肾脏的分泌功能等方面的信息。

在进行 IVU 检查前,要详细了解患者的全身状况、过敏史以及肾脏功能情况。对造影剂过敏,血肌酐>200μmol/L 的患者禁用 IVU 检查。检查前准备同尿路平片。

一、正常人的 IVU 图像特征

可见双侧肾轮廓清晰、大小正常;肾盂肾盏、输尿管通畅,未见充盈缺损及畸形;膀胱充盈良好(图 4-3-1)。

二、输尿管软镜诊疗相关疾病的 IVU 图像特征

(一)输尿管上段结石的 IVU 图像特征

阳性结石:尿路平片可见输尿管上段行程可见致密影,造影剂通过致密影受阻,致密影上方的输尿管、肾盂、肾盏出现不同程度的扩张积液(图 4-3-2)。

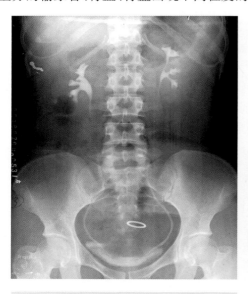

图 4-3-1 正常人的 IVU 图像

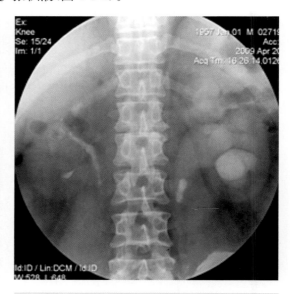

图 4-3-2 输尿管上段结石的 IVU 图像

(二)肾结石的 IVU 图像特征

阳性结石:尿路平片可见肾区可见大小不等的致密影,致密影上方的肾盂、肾盏出现不同程度的扩张积液(图 4-3-3)。

阴性结石:尿路平片可见肾区未见异常,肾内可见造影剂充盈缺损,充盈缺损上方的肾盂、肾盏出现不同程度的扩张积液(图 4-3-4)。

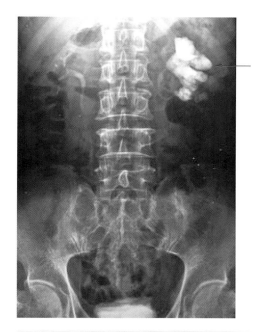

图 4-3-3　左肾阳性结石的 IVU 图像

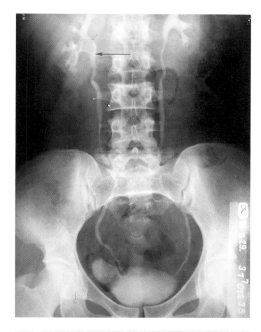

图 4-3-4　右肾阴性结石的 IVU 图像

（三）肾盏憩室结石的 IVU 图像特征

尿路平片可见肾区可见大小不等的致密影，致密影位于肾盏憩室内（图 4-3-5）。

（四）马蹄肾合并结石的 IVU 图像特征

尿路平片可见肾区可见大小不等的致密影，两肾上极远离脊柱，下段相互融合在一起，肾盂肾盏饱满，两输尿管直而粗短，致密影位于肾盂肾盏内（图 4-3-6）。

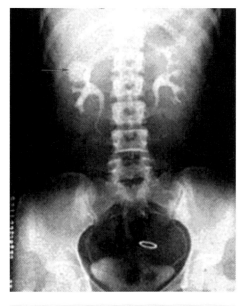

图 4-3-5　右肾上盏憩室结石的 IVU 图像

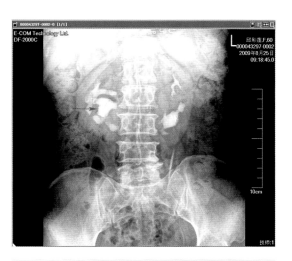

图 4-3-6　马蹄肾合并结石的 IVU 图像

（五）移植肾合并结石的 IVU 图像特征

尿路平片可见骶髂关节附近可见大小不等的致密影,致密影位于移植肾内(图 4-3-7)。

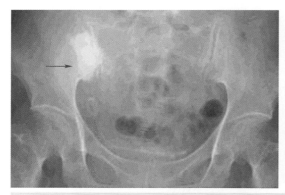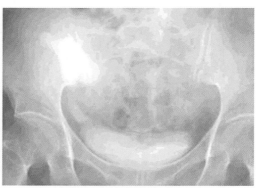

图 4-3-7　移植肾合并结石的 KUB 及 IVU 图像

（六）盆腔异位肾合并结石的 IVU 图像特征

尿路平片可见骶髂关节附近可见大小不等的致密影,致密影位于盆腔异位肾内(图 4-3-8)。

（七）肾盂肿瘤的 IVU 图像特征

尿路平片未见致密影,造影片可见肾盂或肾盏部充盈缺损(图 4-3-9)。肾盂肿瘤的 IVU 图像与阴性结石的 IVU 图像相似,须结合 B 超、CT、甚至输尿管软镜检查进行鉴别。

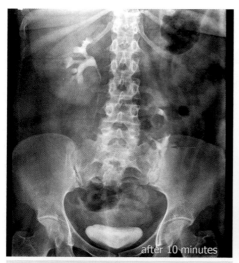

**图 4-3-8　盆腔异位肾合并结石
的 IVU 图像**

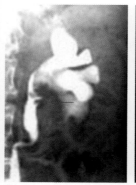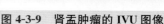

图 4-3-9　肾盂肿瘤的 IVU 图像

三、IVU 在输尿管软镜术的作用

1. IVU 不仅提供了 KUB 所提供的全部信息,而且显示了肾盂肾盏系统、输尿管、膀胱的形态、结石在尿路的分布关系和分侧肾脏的分泌功能,为是否选择输尿管软镜手术以及软镜术前定位提供更供详细信息。因此,除非有检查禁忌证,IVU 应被推荐为软镜术前最基本的检查。

2. IVU 还可预测输尿管软镜碎石术治疗效果的信息。输尿管软镜几乎能到达所有的肾上盏及中盏,但并非能到达所有的肾下盏。IVU 能显示肾下盏的解剖结构,可预测软镜治疗肾下盏结石的治疗效果。图 4-3-10 显示肾盂输尿管与肾下盏漏斗部的夹角。叶利洪(2013)报告 60 例肾下盏结石患者,夹角 > 90°组,输尿管软镜碎石术的治愈率为 92.3%;夹角 30°~90°组,治愈率为 73.2%;夹角 < 30°组,治愈率为 0。Geavlete(Geavlete,Multescu et al. 2008)等研究集合系统解剖与下盏结石软镜碎石疗效后发现,下盏颈长度<3cm 时,碎石成功率为 88.2%,>3cm 时为 61.1%。Elbahnasy 等(Elbahnasy,Clayman et al. 1998)认为下盏结石盏颈宽度<5mm 是输尿管软镜碎石术的不利因素,当下盏颈宽度<5mm 时,软镜碎石成功率低于 50%。

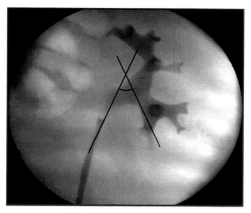

图 4-3-10　IVU 显示肾盂输尿管与肾下盏漏斗部的夹角

第四节　逆行尿路造影

逆行尿路造影不作为输尿管软镜术前的常规检查,是排泄性尿路造影的补充。它是经输尿管插入输尿管导管注入造影剂,一般每侧用 12.5%碘化钠或 10%~25%泛影葡胺 5~10ml,对肾盂积水患者酌情增加。它能清晰显示输尿管、肾盂、肾盏,可确定结石的位置和梗阻程度。适用于肾功能较差的患者、静脉注射碘剂过敏者、平片诊断不明确而排泄性尿路造影未能满意显影的患者、阴性结石或肾盂肿瘤者。逆行尿路造影的图像分析及其在输尿管软镜术的作用同排泄性尿路造影。图 4-4-1 为正常人的逆行尿路造影图像,而图 4-4-2 显示左肾盂不规则的充盈缺损,考虑肾盂癌可能性大。

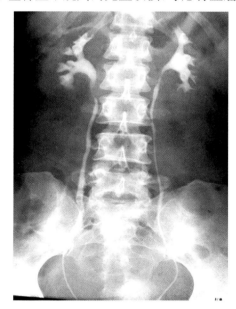

图 4-4-1　正常人的逆行尿路造影图像

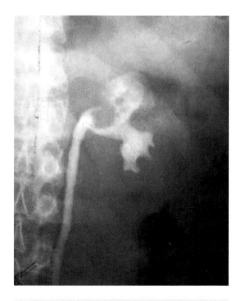

图 4-4-2　逆行尿路造影左肾盂不规则的充盈缺损

第五节 经皮肾穿刺顺行尿路造影

输尿管软镜术前极少须用经皮肾穿刺顺行尿路造影。在尿流改道后出现输尿管中下段梗阻时，如果无法找到输尿管开口时，须行经皮肾造瘘口入路顺行置入输尿管软镜处理输尿管中下段狭窄或结石时使用。图4-5-1显示输尿管与改道肠管吻合口梗阻。

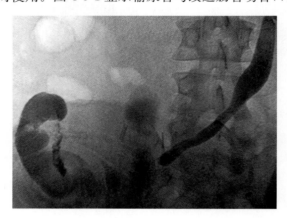

**图 4-5-1 经皮肾穿刺顺行尿路造影
显示输尿管吻合口梗阻**

第六节 CT 检查

20世纪90年代中期，Smith等最先报告应用CT诊断肾结石并很快得到广泛的接受，国外一些医疗中心已经用CT代替其他影像技术进行尿石症的诊断。多家报告显示CT诊断输尿管结石的敏感性在96％～100％之间，特异性在92％～97％之间，敏感性远远优于IVU(64％)及KUB(35％)。CT不受呼吸运动影响，可检出在其他常规影像检查中容易遗漏的小结石。除治疗艾滋病(HIV)药物indinavir引起的结石外，CT检查不受结石成分的影响。CT检查分辨率较KUB高，解决了KUB成像的组织重叠问题，不易受肠道内气体干扰，不受结石成分、肾功能和呼吸运动的影响，还可发现结石以外的泌尿外科疾病及部分非泌尿外科疾病，如阑尾炎、卵巢囊肿蒂扭转等疾病等，结果优于其他影像检查。此外，CT还可以显示肾积水的程度和肾实质的厚度，通过结石的CT值来初步判断结石的成分与硬度，通过增强CT可显示肾脏的功能，从而对治疗方法的选择提供重要的参考价值。

在平扫CT的基础上进行增强扫描，有助于对肾脏肿瘤、肾盂肿瘤进行诊断和鉴别诊断，尤其是三维重建CT，更能显示病变与肾脏、毗邻器官的关系。

一、正常肾脏 CT 的图像

形态：肾脏为边缘光滑的近圆形、椭圆形或有分叶的软组织影，肾门附近层面肾前内缘有一凹陷切迹有血管蒂伸向前内方。肾蒂内结构由前向后分别为肾静脉、肾动脉和肾盂。

密度：平扫肾实质的密度均匀一致，略低于肝脏及脾脏密度，肾皮质和髓质从密度上无法区分。充满尿液的肾盂密度接近于水,肾周间隙和肾门充满脂肪,CT 值低于水。增强扫描,肾实质和肾髓质明显强化。

根据显像的时相可分为双肾平扫、皮质期、实质期、排泄期,根据重组图像情况分为 CT 尿路造影(MPR 图像)、CT 尿路造影(3D 图像)、CT 腹部血管造影和 CT 尿路与血管同时显影,如图 4-6-1。根据怀疑病变的不同,选择不同重组图像,有利于肾病变的诊断与鉴别诊断。

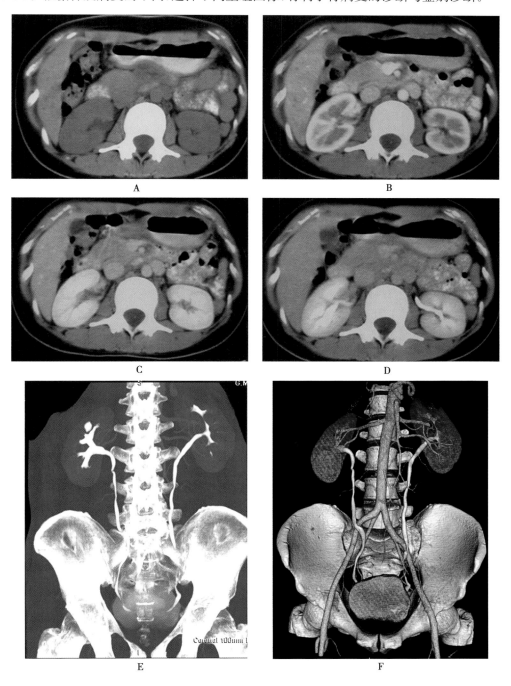

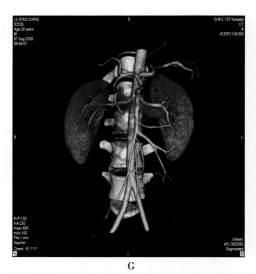
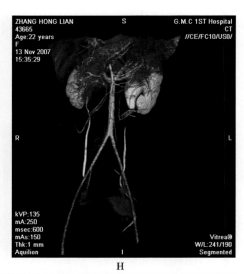

图 4-6-1　正常双肾 CT 图像

A. 正常肾脏平扫 CT　　B. 皮质期-30 秒　　C. 实质期-90 秒　　D. 排泄期-5min　　E. CT 尿路造影（MPR 图像）F. CT 尿路造影（3D 图像）　　G. CT 腹部血管造影　　H. CT 尿路与血管同时显影

二、输尿管软镜诊疗相关疾病的 CT 图像特征

（一）肾结石与肾积水的 CT 图像（图 4-6-2）

CT 平扫可决定结石的大小、位置以及双侧肾皮质厚度、肾积水的情况（图 4-6-2）。与 IVU 最大不同的是，CT 可显示结石的立体空间结构，即可显示肾脏结石位于前组盏还是后组盏。CT 增强可以显示双侧的肾功能情况，而且对于结石同时合并肾实质及肾盂病变进行诊断和鉴别诊断。

（二）孤立肾结石的 CT 图像（图 4-6-3）

显示右肾盂结石，左肾萎缩。从手术风险度考虑，该患者选择输尿管软镜碎石的手术风险较 PCNL 少。

（三）多囊肾合并肾结石的 CT 图像

CT 不仅可显示肾结石的情况，还能显示肾实质的病变，图 4-6-4 为双侧多囊肾合并左肾结石的 CT 图像。

（四）盆腔异位肾合并肾结石的 CT 图像

图 4-6-5 不仅能显示盆腔异位肾的位置、大小以及合并结合情况，还可显示异位肾邻近器官的情况。

（五）脾肿大的患者并发左肾结石的 CT 图像

图 4-6-6A 为尿路平片，显示左肾下盏结石，B 图显示左肾的左侧为肿大的脾脏，如果选择 PCNL 容易损伤脾脏，宜采用输尿管软镜碎石术。

（六）肾盂癌的 CT 图像（图 4-6-7）

平扫 CT 显示肾盂实性占位病变，增强 CT 显示肾盂占位病变与肾实质的 CT 值增加，但不如肾实质强化明显，排泄期可见右肾盂充盈缺损。

三、CT 在输尿管软镜术的作用

1. CT，尤其三维重建 CT，为是否选择输尿管软镜碎石术及软镜术前定位提供了立体结构。

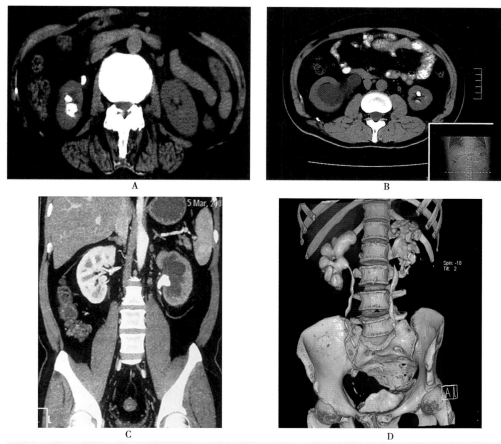

图 4-6-2　肾结石与肾积水的 CT 图像

A. 平扫 CT 提示右输尿管上段结石,右肾下盏结石　B. 平扫 CT 提示右肾积液,左肾下盏结石

C. CT 尿路造影(MPR 图像)显示左肾盂结石　D. CT 尿路造影(3D 图像),可见左肾萎缩,右肾

铸型结石、代偿性增大

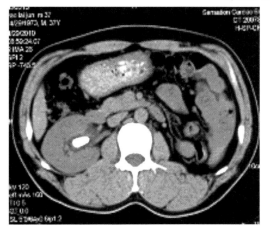

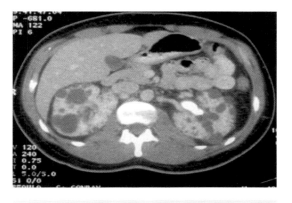

图 4-6-3　双肾平扫 CT 显示右肾盂
结石,左肾萎缩

图 4-6-4　双侧多囊肾合并左肾结石的 CT 图像

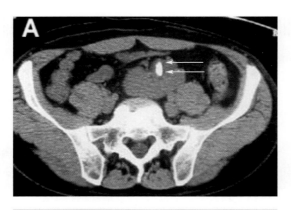

图 4-6-5　盆腔异位肾合并肾结石的 CT 图像

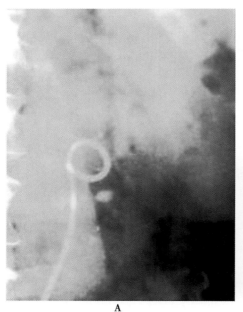

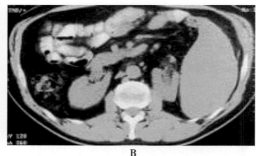

A	B

图 4-6-6　脾肿大的患者并发左肾结石的 CT 图像

A. 尿路平片显示左肾下盏结石　B. CT 平扫脾脏肿大

2. 平扫的 CT 值可预测结石的成分和硬度。CT 值>1000，结石较硬，钬激光碎石的速度较慢；CT 值<1000，钬激光碎石的速度较快。

3. 对于细小的表浅的肾盂肿瘤，B 超及 CT 难以做出诊断，恰好是输尿管软镜检查的适应证；对于 CT 能发现的肾盂肿瘤，若 CT 做出可能的病理诊断时，可通过输尿管软镜取活检明确诊断。

4. CT 能对输尿管软镜术的部分并发症做出准确的诊断。图 4-6-8 和图 4-6-9 分别是术后并发肾周血肿的 CT 平扫和增强图像；图 4-6-10 为因尿外渗术后并发肾周尿性囊肿的 CT 增强图像。

5. CT 可作为输尿管软镜碎石术或软镜下肾盂肿瘤烧灼术后复查的重要手段。CT 进行软镜碎石术后复查，能准确显示残留结石的大小和位置，可以发现 KUB 不能发现的细小结石和阴性结石。

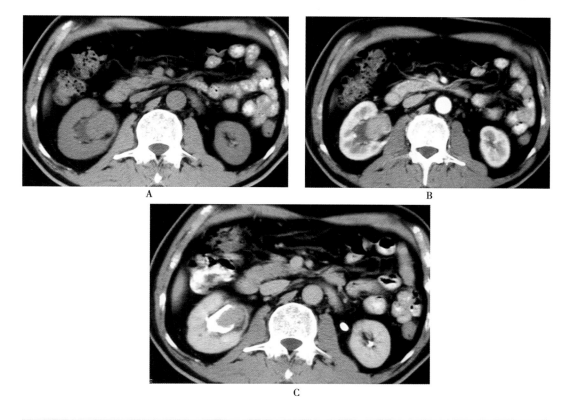

图 4-6-7　肾盂癌的 CT 图像

A. 肾脏平扫 CT 显示右肾盂占位　B. 双肾增强 CT 显示右肾盂占位强化较肾实质差

C. 排泄期可见右肾盂充盈缺损

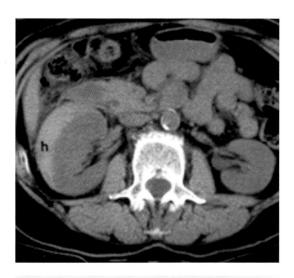

图 4-6-8　CT 平扫显示右肾周血肿

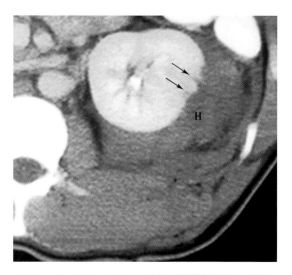

图 4-6-9　CT 增强显示左肾周血肿

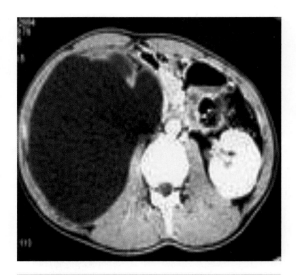

图 4-6-10 CT 平扫显示右肾周尿性囊肿

第七节 磁 共 振

磁共振成像(MRI)是一种无创成像技术,利用人体的氢质子在均匀、巨大的磁场中接受射频能激发而产生的共振无辐射成像。

泌尿系结石在磁共振上均显示为低信号。故 MRI 一般不应用于泌尿系结石检查。但磁共振尿路造影对诊断尿路梗阻扩张很有效。对 96% 的尿路梗阻诊断有效,尤其是对肾功能损害、造影剂过敏、禁忌 X 线检查者,也适合于孕妇及儿童。

磁 共 振 尿 路 造 影(magnetic resonance urography,MRU)通过对重 T2 加权效果使含水器官显像的原理成像。该技术对流速慢或停止的液体(如脑脊液、胆汁、尿液等)非常敏感,呈高信号;而实质性器官及流动的液体呈低信号,达到水成像的清晰效果。这项技术不用造影剂、没有放射线,具有安全、操作简便等优点,可获得类似排泄性尿路造影的效果。特别适用于尿路积水而造影剂无法显影的患者。在 MRU 上,肾结石、膀胱结石均表现为低信号,与周围的尿液高信号相比表现为充盈缺损。但是,它也需与血块、肿瘤等相鉴别。MRU 除用于输尿管结石引起的梗阻外,对其他原因引起的上尿路梗阻(如肾盂输尿管交界处狭窄)、输尿管囊肿、输尿管异位开口等也有很好的诊断作用。

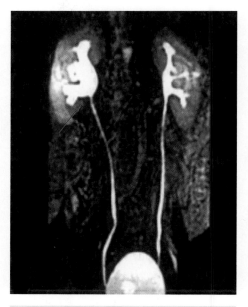

图 4-7-1 右 UPJ 梗阻的 MRU 图像

图 4-7-1 显示在 IVU 右侧肾盂输尿管不显影时,右肾盂输尿管联接部先天性梗阻 MRU 的清楚显像。

图 4-7-2 显示左肾盂癌。左肾盂内有不规则结节状充盈缺损,与肾盂壁相连。

图 4-7-3 显示右肾盂癌。右肾盂及中组肾盏不规则破坏及充盈缺损,并示混杂信号的肿瘤块。

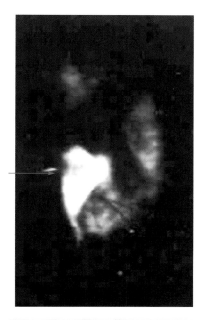
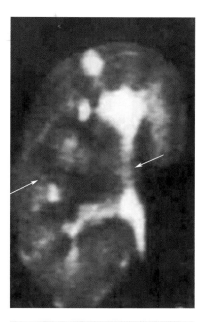

图 4-7-2　左肾盂癌的 MRU 图像　　　　图 4-7-3　右肾盂癌的 MRU 图像

第八节　放射性核素检查

放射性核素检查主要用于评估是否存在上尿路梗阻和分侧肾的分泌功能,对于输尿管软镜术的手术方案的选择具有参考意义。

一、放射性核素肾图

目前多用 ^{131}I 标记的邻碘马尿酸(^{131}I-OIH)作为示踪剂,在以"弹丸"方式作静脉注射之同时,用肾图仪的两个探头分别对准左、右肾区,描记肾脏浓聚和排泄示踪剂的时间—放射性升降曲线,称为放射性核素肾图。

(一)基本原理及正常肾图:

^{131}I—OIH 随血流进入肾脏后,被肾小管上皮细胞吸收,继之分泌入肾小管腔内,由尿液冲刷至肾盂,经输尿管排入膀胱,从描记的肾图曲线及由它计算出的多项指标(表 4-8-1),可判断分侧肾的功能状态及上尿路通畅情况。

表 4-8-1 **肾图定量分析表**（常用指标的计算方法和正常值）

肾图指标	计算方法	正常值（均值）
峰时	从曲线开始中升到高峰的时间	<4.5min(2～3min)
斗排时间(C1/2)	从高峰下降到峰值一半的时间	<8min(4min)
15 残留率	C15/b×100%	<50%(30%)
肾脏指数(RI)	(b−a)2+(b−c15)2/b2×100%	>45%(60%)

正常人左、右两肾曲线的形态和高度基本相似,包括以下三段(图 4-8-1)

（二）异常肾图的类型及其临床意义（图 4-8-2）

1. 持续上升型 a 段基本正常,b 段持续上升,于检查结束时(注射后 15～20min)也未见下降的 c 段。此型出现在单侧者,多见于急性上尿路梗阻;出现在双侧者,多见于急性肾功衰竭少尿期,或继发于下尿路梗阻所致的双侧上尿路引流不畅。

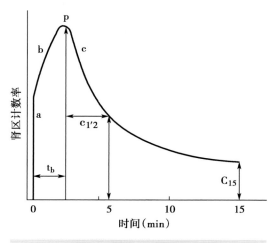

图 4-8-1 正常肾图分析

1. 示踪剂出现段（a）:系静脉注射[131] I-OIH 后 10sec 左右出现的急剧上升段,其高度在一定程度上反映肾脏的血流灌注量。

2. 聚集段（b）:呈迅速斜行上升,5min 内达高峰,平均峰时 2～3min。上升的高度和速率主要反映肾有效血浆流量和肾小管细胞的功能。

3. 排泄段（c）:其前部下降斜率与 b 段上升斜率相近,下降至峰值一半所需时间少于 8min,c 段下降的速率主要反映尿流量的多少,和包括肾小管在内的上尿路通畅情况。

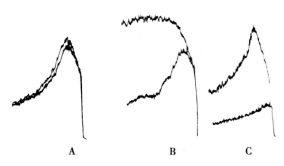

图 4-8-2 正常及异常肾图

A. 双侧正常肾图 B. 左侧输尿管结石梗阻,左侧曲线持续上升,峰值明显高于右侧 C. 右肾无功能。右侧曲线明显低。

2. 高水平延长型 a 段基本正常,b 段上升不明显且基本维持在同一水平,亦不见下降的 c 段。多见于上尿路梗阻伴明显肾盂积水。

3. 抛物线型 a 段正常或稍低,b 段上升缓慢,峰时后延,c 段下降缓慢,峰形圆钝。主要见于脱水、肾缺血、肾功受损、上尿路引流不畅伴轻、中度肾盂积水。

4. 低水平延长型　a 段低,无 b 段,与检查期基本维持在同一水平。常见于肾功能严重受损也可见于慢性上尿路严重梗阻。

5. 低水平递降型　a 段低,无 b 段,只见放射性递降。见于肾功能极差或无功能或肾缺如。

6. 阶梯状下降型　a、b 段基本正常,c 段呈规则的或不规则的阶梯状下降。见于因疼痛、精神紧张、尿路感染、少尿或卧位等所致的上尿路痉挛;也可见于有尿反流的患者。

(三) 利尿性肾图

为了确定肾盂扩张有无梗阻存在时常需要应用利尿性肾图加以鉴别。目前多应用锝 99 为示踪剂。在常规肾图显示 b 段持续上升,c 段不出现或下降缓慢时,在示踪剂注入 15 分钟静注呋塞米,如无梗阻 c 段会加速下降。c 段不下降,则提示有梗阻存在。(图 4-8-3)

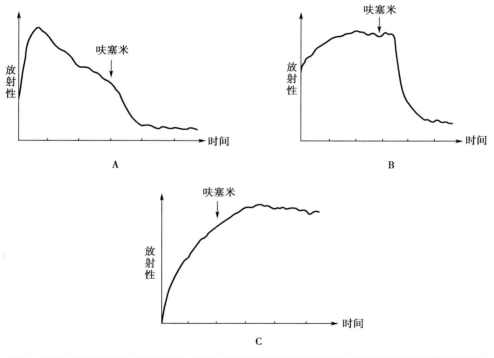

图 4-8-3　利尿性肾图

A. 正常肾图　B. 肾图显示 b 段持续上升,c 段不出现或下降缓慢时,在示踪剂注入 15 分钟静注呋塞米,c 段会加速下降提示无梗阻　C. 肾图显示 b 段持续上升,c 段不出现或下降缓慢时,在示踪剂注入 15 分钟静注呋塞米,c 段不下降提示梗阻存在

(四) 肾图的临床应用

1. 诊断上尿路梗阻,追踪观察尿道通畅情况和肾功的变化;

2. 测定分肾功能,筛选肾性高血压;

3. 急性尿闭的鉴别诊断;

4. 移植肾的监测;

5. 检查腹部肿块与肾脏的关系。

二、肾动态显像

（一）显像方法

静脉注射快速通过肾脏的显像剂，如^{99m}Tc-DTPa 370 MBq（3～10mci）或^{99m}Tc-EC 148～185MBq，用 γ 相机以 1 帧/分钟的速率，对后腰部及盆腔部，连续采集 20 分钟。根据双肾系列图像，利用计算机感兴趣区技术，可生成双肾时间放射性曲线，即为放射性核素肾图。由于本法所得肾图是由所见肾影的放射性计数计算得到的，不存在由于探测器对位不准造成的失真问题，故比用肾图仪描记的肾图可靠。利用特别设计的操作规程和计算机软件，还可同时获得总肾的和分侧肾的有效血浆流量（ERPF）和肾小球滤过率（GFR）等肾功能参数。

（二）正常所见

静脉注射显像剂后 3min 左右肾影清晰显示，3～5min 后肾影周边的放射性逐渐减低，而肾盏肾盂部位放射性渐增，输尿管仅隐约可见，随之膀胱影像逐渐增浓。20min 时肾影基本消退，大部分显像剂集中在膀胱内，用力逼尿时，输尿管和肾区无放射性计数增加的现象。（图 4-8-4）

（三）异常影像类型及其临床意义

1. 肾脏不显影：表明该肾功能和（或）血流量灌注近于消失，或提示该侧肾先天性缺如。

2. 肾影出现或消退均延迟：提示该肾功能和（或）血流灌注明显受损。与健侧肾影相比较，往往出现时相上的颠倒，即患侧肾影开始时比健侧淡，浓集延迟，而后当健侧肾影消退时，患侧肾影反而变浓，称作"倒相"。（图 4-8-4）

3. 肾实质影像持续不退，而肾盏肾盂中放射性无增高之势，这表明显像剂滞留于肾实质内。这可能由于原尿生成明显减少，或由于弥漫性肾小管管腔内淤塞。

4. 肾盏、肾盂或输尿管影像扩大且消退缓慢，提示尿路梗阻和扩张，扩张影像的下方即为梗阻部位。

5. 在泌尿系统以外出现放射性影像：输尿管肠道造瘘术后可有此表现，无此手术史者提示有尿瘘存在。

三、肾静态显像

（一）显像方法

静脉注入慢速通过肾脏的显像剂，如^{99m}Tc—DMSA 可较长时间地浓集在肾实质内，1h 后行后腰部 γ 照相即可采集到肾实质的静态影像。

（二）正常所见

双肾呈蚕豆状，中心平第 1～2 腰椎，两肾纵横呈"八"字形。肾影周边的放射性较高，中心和肾门处放射性较低，放射性分布基本均匀，两侧肾影基本对称。

（三）临床应用

1. 了解肾脏位置、大小和形态有无异常，如肾下垂、肾萎缩、肾畸形等。

2. 探查肾内有无占位性病变，如肿瘤、囊肿、脓肿等，表现为肾影增大，形态失常，肾内见局限性放射性稀疏或缺损区。

3. 检查肾脏缺血性病变，如肾动脉狭窄时，可见肾体积缩小，放射性分布普通稀疏；肾梗死，可见局限性放射性缺损区。

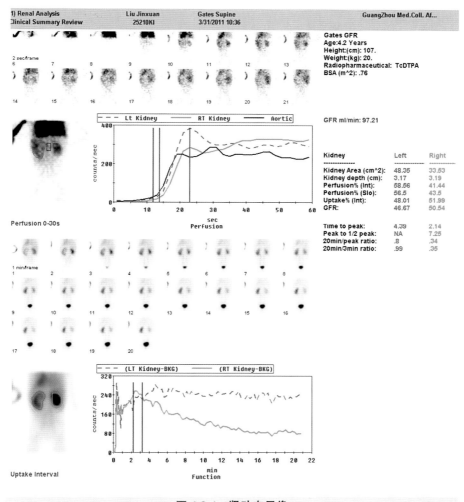

图 4-8-4　肾动态显像

显示右肾动脉灌注正常,右肾功能正常,右肾 GFR 正常;左肾动脉灌注下降,左肾功能
轻度受损,左肾 GFR 正常。

4. 了解腹部肿块与肾脏的关系。
5. 肾移植术后的监护。

（程　跃　刘冠琳　刘永达）

参考文献

1. 叶长青.细小肾结石的 B 超诊断.临床超声医学 ,1999,(7):8.
2. 上海第一医学院 X 线诊断学编写组.X 线诊断学:腹部部分.上海:上海科学技术出版社,1987:1197-1202,1211-1219.
3. 李西友.47 例肾结石的 B 型超声检查 X 线检查对照分析.中国超声医学杂志,1990,6(1):45.
4. 周永昌,郭万学.超声医学.北京:科学技术文献出版社,2003:1140-1150,1161-1163.
5. 孙毅海,王晓平,李志斌,等.急性尿路结石梗阻的影像学分析.临床泌尿外科杂志,2004,15(11):491-492.

6. 梁美馨,李文美. 尿路积水 4 种影像学检查方法的对照研究. 广西医科大学学报,2009,26(1):84.

7. Smith RC, Verga M, McCarthy S, et al. Diagnosis of acute flank pain: value of unenhanced helicalCT. AJR,2006,166(1):97-101.

8. MiddletonWD, Wylie JD, Lawson TL, et al. Renalcalculi: sensitivilty for detectionwith US. Radiology, 1998,167(4):239-244.

9. Levine JA, Neitlich J, Verga M, et al. Ureteral calculi in patients with flank pain: correlation ofplain radiographywith unenhanced hellicalCT. Radiology,2007,204(7):27-31.

10. 张宝珍,张文云,郭瑞军,等. 如何提高小肾结石的 B 超显示率. 中国医学影像技术,1995,11 (2):157.

11. LolicaG, LiberopoulosK, Fidas, et al. AM Rurography in the diagnosis of urinarytract obstruction J. EurUrol,2005,35:102-108.

12. VineeP, StoverB, SigmundG, et al. RAR Eurography: analternative to IVU J. AnnRidol, 2003, 36: 109-113.

13. RothpearlA, FragerD, SubramanianA, et al. MR urography: technique And application J. Radiology,1995, 194:125-130.

14. Takahashi N, Vtiska TJ, Kawashima A, et al. Detectability of Urinary stones on Virtual Nonenhanced Images Generated at Pyelograpic-Phase Dual-Energy CT. Radiology,2010,256(1):184-190

15. 李亚明,罗锡圭,刘浩,等. 核素肾动态显像评价肾功能的临床价值与静脉肾盂造影检查对比分析. 辽宁医学杂志,1996,10:71-72.

16. 朱旭生,莫耀溥,邹德环,等. 核素肾动态显像与静脉肾盂造影评价肾功的对比研究. 中华核医学杂志, 2000,5:196-197.

17. 黄正林,肖格林,余金水,等. IVP 显示不良后 CT 检查的价值. 中国 CT 和 MRI 杂志,2005,3 (3): 51-52.

18. 叶利洪,李雨林,李王坚,等. 肾下盏解剖结构对输尿管软镜下钬激光碎石治疗肾下盏结石疗效的影响. 中华泌尿外科杂志,2013,34(1):24-27.

19. 许长宝,郝斌,王友志,等. X 线下肾结石成分判断及体外冲击波碎石疗效预测. 中华泌尿外科杂志, 2012,33(1):13-15.

第五章

输尿管软镜术的适应证与禁忌证

第一节　输尿管软镜碎石术的适应证与禁忌证

泌尿系结石是泌尿外科的常见病、多发病,据统计全世界约 5%～15% 的人患有泌尿系结石疾病(Moe2006)。随着腔道内镜技术的不断发展,碎石设备和取石工具不断完善,泌尿系结石的治疗发生了革命性的变迁,传统的开放手术已逐渐被以腔道内镜为代表的微创治疗手段所取代。输尿管软镜治疗肾结石是通过人体泌尿系自然腔道逆行进入肾盂、肾盏并配合以激光碎石。

输尿管软镜具备微创、安全和有效的特点,正在被越来越多的泌尿外科医生关注和使用。目前,最新一代输尿管软镜可以达到上下 300° 的主动弯曲度,配合 $200\mu m$ 甚至更细的超细超软光纤,能够轻易的处理肾下极结石(Wendt-Nordahl,Mut et al. 2011);同时,其镜身内鞘较前代更坚韧,使用耐久度更高(Knudsen,Miyaoka et al. 2010)。随着输尿管软镜技术的普及和使用成本的降低,输尿管软镜配合钬激光必将成为治疗上尿路结石,尤其是肾脏结石的外科首选方式之一。

一、输尿管软镜碎石术的适应证

与其他的外科手术一样,输尿管软镜碎石术的适应证不是一成不变的。术者经验的增加,器械的改进、患者的意愿以及可选治疗方案的变化都会导致适应证的变化。

欧洲、美国和我国泌尿外科结石病诊疗指南等对输尿管软镜碎石术的适应证有了明确的规定,其中包括:

(1)ESWL 难以处理(定位困难、X 线阴性等)肾盂、肾上极或肾中极<1.5cm 结石。

(2)肾下极<2cm 结石。

(3)<1.5cm 坚硬结石(如草酸钙结石、胱氨酸结石等,ESWL 难以粉碎)。

1. 结石的大小

结石的大小是影响诊疗决策的重要因素之一,与结石清除率密切相关。Fabrizio 等(Fabrizio,Behari et al. 1998)认为输尿管软镜碎石成功率与结石负荷呈负相关性,结石体积增大、数目增加,碎石残留率升高。Perlmutter(Perlmutter,Talug et al. 2008)报道输尿管软镜治疗单发肾脏内小结石,结石直径平均 6.67mm,清除率 90.9%。Cannon 回顾分析 2000～2005年输尿管软镜治疗肾结石,直径<1.5cm 结石清除率为 93%,≥1.5cm 结石清除率为 33%,认为<1.5cm 的肾结石可首选输尿管软镜碎石(Cannon,Smaldone et al. 2007);

Dasgupta 等(Dasgupta,Cynk et al. 2004)提出,输尿管软镜更适于处理<2.0cm 的肾、输尿管上段结石,对于这些结石采用输尿管软镜碎石有较高的结石清除率和较短的手术时间,而对于直径>2.0cm 的输尿管上段和肾结石,输尿管软镜仅适用于无法行 PCNL 患者。

近年来尚有学者尝试应用输尿管软镜碎石治疗>2.0cm 肾结石:Hyams 等对 120 名大小为 2.0~3.2cm 的肾结石患者行输尿管软镜下钬激光碎石,单次手术结石清除率 63%,二次手术清除率 98%,认为尽管 PCNL 仍是治疗>2cm 肾结石的标准方式,但是输尿管软镜下钬激光碎石具有微创、有效的特点,对于特殊病患(如造影剂过敏无法行 DSA、孤立肾等)可作为>2.0cm 肾结石的治疗方案(Hyams,Munver et al. 2010)。

2012 欧洲泌尿外科结石病诊疗指南提出,对于肾脏<1.5cm 结石,输尿管软镜手术疗效与 ESWL 相仿,可作为 ESWL 的次选治疗方式。

2. 结石的位置

尽管 ESWL 治疗<2cm 肾结石总体结石清除率超过 90%,但研究表明,肾下极结石清除率较肾盂、肾上极、中极结石明显降低,仅为 25%~85%(Danuser,Muller et al. 2007),Preminger(Preminger 2006)通过前瞻性研究比较输尿管软镜、PCNL 和 ESWL 治疗<2.0cm 的肾下盏结石的疗效,术后 3 个月复查,软镜组碎石成功率 87%,较 ESWL 组(43%)疗效显著提高;与 PCNL 组(91%)相比结石清除率无明显差异,但术后疼痛、血尿、严重出血等并发症风险明显降低。因此从 2007 年起,欧洲泌尿外科结石病诊疗指南推荐肾下极结石可首选输尿管软镜下钬激光治疗,并将结石大小限制放宽至 2cm。

3. 结石的成分

结石的化学成分决定了结石的硬度。它对各种治疗方式的碎石疗效有直接影响。通过尿液分析(pH 值、结晶)、影像学检查(双源 CT)、结石红外光谱分析等方法可以确定结石的成分和硬度。尽管多数肾结石可经 ESWL 治疗,但是结石成分影响其碎石效果:一般认为一水草酸钙结石和胱氨酸结石 ESWL 较难粉碎,平扫 CT 结石 HU 值>1000 则 ESWL 疗效欠佳。Jung 应用输尿管软镜钬激光碎石治疗 ESWL 失败肾结石 18 例,结石直径为 0.3~2.0cm,单次手术结石清除率为 68%,二次手术为 86%,无严重并发症,认为输尿管软镜治疗 ESWL 失败患者安全、有效(Jung,Norby et al. 2006)。

二、输尿管软镜碎石术的相对适应证

(1)肾脏解剖异常,包括马蹄肾、异位肾等解剖结构异常的肾脏结石,伴盏颈狭窄的肾盏憩室内结石等。

(2)特殊体质患者,包括极度肥胖、严重脊柱畸形,合并出血性素质,孕妇等。

(3)孤立肾结石。

(4)肾结石 PCNL 与输尿管软镜的联合治疗。

1. 肾脏解剖异常

PCNL 治疗肾结石的疗效虽确切,但是创伤性较大,并发症较多。对于一些特殊病患如多发肾结石、肾盏憩室结石、肾脏解剖畸形、位置畸形等,ESWL、PCNL 通常疗效欠佳或无法适用,输尿管软镜在治疗此类患者时能展现出其不可替代的优越性。

马蹄肾、盆腔异位肾结石,由于结构异常以及腹腔和盆腔脏器影响,ESWL 效果欠佳,PCNL 穿刺又面临损伤肠管等腹腔脏器的风险,治疗往往较困难;Weizer 等(Weizer,Springhart et al. 2005)对 8 例马蹄肾、盆腔异位肾结石患者行输尿管软镜碎石术,单次手术结石清除率 75%,二次清除率 88%,无并发症发生,认为软镜下钬激光碎石应作为此类解剖、位置畸形肾结石的首选治疗方案。

肾盏憩室是经狭窄的通道与肾盂或肾盏相通的由移行上皮细胞的覆盖的囊腔。高达 50% 的肾盏憩室患者伴发结石,由于其与肾脏集合系统的联接部明显狭窄,这给结石的治疗带来的极大的挑战。一些单位报道了 ESWL 治疗肾盏憩室结石,结果令人失望:其结石清除率为 20%~60%,憩室消除率为 0(Turna,Raza et al. 2007)。

Sejiny 等应用输尿管软镜治疗肾盏憩室结石,术中先用钬激光烧蚀开狭窄盏颈口后碎石,并对憩室囊壁采用钬激光烧灼,术后碎石成功率 74.1%,憩室清除率 38%,较 ESWL 明显提高(Sejiny,Al-Qahtani et al. 2010)。但是,输尿管软镜治疗肾盏憩室结石也有其局限性,由于憩室开口较小,术中可能发生不能辨认等情况。Auge 等回顾性对比了 PCNL 和输尿管软镜治疗肾盏憩室结石,发现在缓解症状方面 PCNL 疗效明显优于输尿管软镜(86% 比 35%),结石清除率 78% 比 19%,憩室清除率 61% 比 18%,此外,41% 行输尿管软镜患者术中不能准确辨认憩室口或者残存碎石需要再次行补救性 PCNL;由此认为,输尿管软镜术可作为憩室位于腹侧、PCNL 穿刺困难或无法穿刺的肾盏憩室结石的首选治疗方法。

2. 特殊体质患者

Pearle(Pearle,Nakada et al. 1998)发现 ESWL 后结石无残留患者体重指数(Body Mass Index,BMI)显著低于有结石残留者(26.9 +/−0.5 比 30.8+/−0.9,$p<0.05$),认为肥胖患者皮下组织较厚,体表距结石的距离增大,影响 ESWL 超声及 X 定位,增加能量衰减;而对 $BMI>40kg/m^2$ 的肾结石患者行 PCNL 往往通道建立困难、结石清除率低、出血多、术后血栓形成率高。Wheat 等(Wheat,Roberts et al. 2009)报道对 9 例过度肥胖患者行输尿管软镜碎石,患者平均 $BMI=47.8kg/m^2$、结石负荷 $=3.8\pm0.3cm$(其中 6 例为鹿角型结石),通过多期手术,碎石清除率为 70%,无明显手术并发症,认为输尿管软镜碎石术可作为过度肥胖、无法行 PCNL 患者肾结石的首选治疗方法。

Turna 等报道输尿管软镜钬激光碎石治疗服用抗凝药物(术前未停药)患者,与普通患者比较,抗凝组术后血红蛋白较正常组下降明显(0.6 比 0.2gm/dl,$p<0.0001$),但碎石成功率(81.1% 比 78.4%,$p=0.7725$)、手术并发症(0 比 3%,$p=0.3140$)等均无明显差异;认为合并出血性素质的肾结石患者如果抗凝药物不能暂时停用,凝血功能未完全纠正,行输尿管软镜下钬激光碎石也是安全的,并不会增加出血引起的并发症(Turna,Stein et al. 2008)。

怀孕期间伴发肾结石患者因特殊体质而无法行 ESWL 和 PCNL;Semins 等对输尿管软镜钬激光碎石治疗怀孕合并肾结石 14 篇文献进行荟萃分析,结果发现孕妇手术并发症发生率和结石清除率与非怀孕患者相比无显著差异,证实采用输尿管软镜治疗孕妇泌尿系结石是安全、有效的(Semins,Trock et al. 2009)。

3. 孤立肾结石

孤立肾包括功能性孤立肾、先天性孤立肾和移植肾等。孤立肾是肾结石病的高危因素,一旦合并复杂肾结石,治疗较为棘手。尽管目前文献报告孤立肾 PCNL 手术安全可行,其并发症发生率(感染、大出血)无明显增加(Mahboub and Shakibi 2008;Resorlu,Kara et al. 2011),但一旦发生大出血,行超选择血管栓塞可能导致肾功能下降,严重者需要终身透析或肾移植,患者和家属难以接受,甚至产生严重医疗纠纷,风险相对较大。因此强烈推荐孤立肾合并肾结石行输尿管软镜碎石治疗。

移植肾是孤立肾的特殊情况。由于移植肾的解剖位置表浅和膀胱输尿管吻合术后潜在的逆行进镜困难,目前针对移植肾结石多采用 ESWL 和 PCNL 手术治疗。由于尿石症是肾移植患者的罕见并发症,发病率仅为 $0.23\% \sim 6.3\%$(Challacombe,Dasgupta et al. 2005),因此文献报道均为小样本研究,对此类患者采用何种治疗方法仍需进一步研究。

4. PCNL 与输尿管软镜的联合治疗

有学者推荐大体积肾结石行 PCNL 完毕后,常规行逆行软镜检查,认为其发现残留结石优于 X 线和 CT,能避免 20% 的患者行二次取石手术(Mariani 2004)。Scoffone 等认为 PCNL 结合输尿管软镜治疗巨大/复杂肾结石可减少穿刺通道数量,具有结石清除率高、创伤小、并发症少、周围脏器损伤风险小等优点(Scoffone,Cracco et al. 2008)。

三、输尿管软镜碎石术的绝对禁忌证

1. 严重的全身出血性疾病。
2. 严重的心肺功能不全,无法耐受手术。
3. 未控制的泌尿道感染。
4. 严重的尿道狭窄,腔道内镜无法通过。

四、输尿管软镜碎石术的相对禁忌证

1. 严重的肉眼血尿

对于肾脏结石合并血尿患者,如血尿较重可能导致视野模糊,观察不清,可能发生激光误伤肾盂肾盏黏膜造成更严重的出血,最终影响手术视野导致手术终止。因此对于此类患者可在输尿管软镜手术前给予适当止血药物治疗,待血尿程度减轻或缓解后再行手术。

2. 输尿管口径较细或输尿管狭窄

对于术前 KUB+IVU 检查提示输尿管口径较细,或者有明确输尿管口狭窄患者,一期手术软镜可能无法通过,可提前放置输尿管内支架管扩张后二期行输尿管软镜手术。同时,输尿管充分扩张有利于术中置入粗细适中的软镜鞘,以便术中软镜反复进出抓取碎石,避免损伤输尿管壁(Vanlangendonck and Landman 2004),提高结石清除率(L'Esperance J,Ekeruo et al. 2005)。

3. 下盏结石且漏斗部夹角<30°,盏颈长度>2.5cm,盏口宽度<5mm

孙颖浩等(孙颖浩 2004)认为输尿管软镜的弯曲度受镜体本身的限制,置入取石篮、光纤等操作器械后会进一步降低软镜有效弯曲幅度,导致下盏结石碎石成功率降低。研究证明,肾脏上、中、下盏<1.5cm 结石,输尿管软镜碎石成功率分别为 100%、95.8%、90.9%,下盏结石的清除率显著低于中上盏结石(Perlmutter,Talug et al. 2008)。Geavlete(Geavlete,Multescu et al. 2008)等研究集合系统解剖与下盏结石软镜碎石疗效后发现,输尿管-肾下盏漏斗部夹角>90°时,碎石成功率为 87.3%,30°<夹角<90°时成功率为 74.3%,而夹角<30°时成功率为 0%;此外当下盏颈长度<3cm 时,碎石成功率为 88.2%,>3cm 时为 61.1%。Elbahnasy 等(Elbahnasy,Clayman et al. 1998)认为下盏结石盏颈宽度<5mm 是输尿管软镜碎石术的不利因素,当下盏颈宽度<5mm 时,软镜碎石成功率低于 50%。因此,在行输尿管软镜碎石前需考虑这些解剖因素。

第二节　输尿管软镜上尿路疾病诊疗的适应证和禁忌证

肾盂癌系发生在肾盂或肾盏上皮的一种肿瘤,约占所有肾肿瘤的10％左右,其中多数为尿路上皮癌,约占90％,其余少数为鳞状上皮癌及腺癌。肾盂癌标准治疗方式主要是手术行根治性肾输尿管切除＋膀胱袖状切除,这与肾细胞癌的治疗方式显著不同,因此术前明确诊断对肾盂癌的治疗有重要的意义。以往,肾盂癌的诊断主要依赖于静脉肾盂造影(KUB＋IVU)或多排螺旋CT尿路造影(CTU)中肾脏集合系统充盈缺损的特征,但上述手段均只能获得间接影像学依据;而尿脱落细胞检测虽可获得细胞学结果,但其阳性率较低。

目前,随着输尿管软镜技术的发展,输尿管软镜已成为诊断和治疗上尿路疾病的重要工具:基于镜体纤细、弯曲度大且图像分辨率高的输尿管软镜的应用,对于95％患者可做到镜检整个集合系统无视野盲区(Bagley 1993);通过输尿管软镜还可直视下观察肾盂、肾盏病变的形态、大小,并对其行组织活检,漏诊率低于10％;(Tavora,Fajardo et al.2009),此外,内镜下通过激光烧蚀尚可对部分肾盂肿瘤达到治疗效果,使保留肾脏成为可能。

一、上尿路疾病输尿管软镜诊疗的适应证

目前,国内外泌尿外科指南对于输尿管软镜技术用于上尿路疾病的诊疗规范均无明确规定。编者总结后认为包括以下几点适应证:

(1)特发性肉眼或镜下血尿诊断与治疗。

(2)肾盂肾盏的占位病变的组织活检。

(3)特殊患者肾盂尿路上皮癌的激光烧蚀治疗。

(4)肾盂肿瘤患者术后复查。

1.特发性肉眼或镜下血尿诊断与治疗

患者表现为反复发作的无症状肉眼血尿或镜下血尿,部分患者尿中可见条状血凝块,严重者可伴有贫血,常规影像学检查和血尿检测常无法明确诊断病因(Brito,Mazzucchi et al.2009)。据文献报道,患者多见于中青年,性别无明显分布差异,常见的原因包括:隐性泌尿系结石、尿路上皮肿瘤、纤维上皮息肉、肾乳头坏死、肾脏血管瘤、肾脏小静脉破裂、尿路感染、泌尿系结核、先天性动静脉畸形、肾静脉高压等。

对于初步排除各类常见病因而膀胱镜检查明确见单侧或双侧输尿管口喷血的病例,输尿管软镜检查有极其重要的价值。肾性特发性血尿最早由Kavoussi提出(Kavoussi,Clayman et al.1989),他认为其主要是由于肾盂内高压或者肾静脉压力增高导致与集合系统相邻的小静脉壁破裂而形成血尿;Kumon亦报道上述小静脉破裂表现可以在输尿管软镜镜检下观察到(Kumon,Tsugawa et al.1990)。Rowbotham等认为,肾内微血管瘤也是肾性特发性血尿的常见病因之一(Rowbotham and Anson 2001),其在输尿管软镜下具有典型的外观特征,呈红色或淡蓝色点状突起,常位于肾乳头尖部。

以往,对于上述病因导致肾性特发性血尿多采用输尿管软镜下病变处电凝治疗,文献报道有效率约82％,但随访发现复发率高达83％(Nakada,Elashry et al.1997)。近年来,研究发现输尿管软镜下钬激光和钕激光烧蚀可获得良好的治疗效果:与电凝相比,激光烧蚀止血效果更确切,且能量穿透小,组织损伤较轻,对于肾盂壁等病损薄弱部位的治疗有明显的优

势;激光光纤具有一定的弯曲性,可充分发挥输尿管软镜末端可弯曲的特点,达到检查和治疗集合系统各个部位的目的。

Brito 等发现(Brito,Mazzucchi et al. 2009),输尿管软镜下激光烧蚀治疗单病灶特发性血尿的疗效(87%)明显优于多发病灶(58%)。此外,据统计约 16%特发性血尿患者术中检查可无任何明显异常,但术后血尿症状自行消失且长期随访无复发,推测可能与术中灌洗液引起肾盂内压力增高,导致与肾盂相通的小静脉破裂出血部位闭合有关(Bagley and Allen 1990)。

2. 肾盂肾盏的占位病变的组织活检

肾盂尿路上皮癌约占所有肾肿瘤的 10%,其中移行细胞源性肿瘤占 90%,其余还包括鳞状细胞癌、腺癌等少见类型。最新欧洲和美国泌尿外科指南中,CTU 已取代 IVU 成为肾盂癌影像学诊断的金标准,对于 5~10mm 肾盂肿瘤,CTU 检查敏感性约 96%,特异性可达99%;但对于<5mm 的肾盂肿瘤,CTU 敏感性和特异性分别降至 89%和 56%;当病灶<3mm 时,CTU 敏感性和特异性仅有 40%和 27%c(Roupret,Yates et al. 2008;Colin,Koenig et al. 2009),加之脱落细胞学等其他辅助检查阳性率较低(64%~70%),因此较小的病灶,临床医师往往难以发现或者判断病变性质,严重者可能造成误诊漏诊。

研究表明,输尿管软镜检+病变组织活检术可有效弥补 CTU 和 IVU 对于小病灶敏感性和特异性较低的不足。Tavora 等回顾性分析了 76 例 CTU 影像学检查有可疑阳性特征的行输尿管软镜检查+组织活检术患者,术中发现新生物病变 68 例,病理活检证实为尿路上皮癌 54 例,诊断敏感性约 90%;其余术中未见肿瘤病变患者 6 例,2 年随访均未发生肿瘤,并认为输尿管软镜下组织活检是肾盂占位性病变有效率的检查手段(Tavora,Fajardo et al. 2009)。Lee 等通过 5 年随访发现,输尿管软镜下组织活检检查肾盂肿瘤与 CTU/MRU 等影像学相比的假阴性率无显著差别(11%比 10%,$p>0.0.5$),但前者的假阳性率明显较低(17%比 40%,$p<0.05$)。

近年来,还有学者提出在输尿管软镜镜检+组织活检的基础上,结合软镜下的腔内高分辨率超声对肿瘤组织的侵袭深度和广度行腔内超声检查,为指导后续治疗提供参考依据(Goldman 1998)。由此可见,输尿管软镜检查对于影像学检查发现的肾盂肾盏占位病变有极其重要的意义。

3. 特殊患者肾盂尿路上皮癌的激光烧蚀治疗

肾盂癌根治术(肾输尿管切除+膀胱袖套切除手术)一直是肾盂尿路上皮癌的标准治疗方式。近年来,随着微创治疗的观点的不断深入,如何最大限度保留脏器功能已成为肾盂尿路上皮癌治疗的探索方向。

Clayman 等学者总结早期腔内治疗肾盂尿路上皮癌疗效,认为输尿管软镜下激光烧蚀治疗肾盂癌应符合如下条件:①病灶均位于黏膜表层并呈乳头状向腔内生长;②输尿管软镜下能完整观察到整个集合系统;③肿瘤烧蚀彻底无残留;④肿瘤大小不超过 2cm;⑤影像学检查无浸润性生长、局部淋巴结侵犯和远处脏器转移表现;⑥能坚持完成密集的输尿管软镜及膀胱镜随访(Clayman 2003)。Gadzinski 在此基础上通过长期随访进一步发现(中位随访时间 77 个月),部分病理低级别的尿路上皮癌患者采用输尿管软镜下激光烧蚀治疗,其并发症较肾盂癌根治术组明显降低(9.3%比 29%),5 年生存率与根治组相比无显著差异(94%比 88%),但肿瘤复发率可达 84%,显著高于根治组(64%),并分析认为肾盂癌病理分级是影响输尿管软镜下激光烧蚀疗效主要因素(Gadzinski,Roberts et al. 2010)。Iborra 对输尿管镜下钬激光烧蚀治疗肾盂癌进行多元回归分析(中位随访时间 92.5 个月),认为影响手术疗效的最主要因素是病灶的数量，多发肾盂肿瘤患者术后复发率较单发病灶患者高 3 倍，并认为输尿管软镜下激光烧蚀对于单发病灶肾盂癌是一种可选择的治疗方式（Iborra，Solsona et al. 2003）。

目前欧洲泌尿外科指南规定输尿管软镜治疗肾盂癌的绝对适应证包括（Roupret，Zigeuner et al. 2011）：

（1）孤立肾肾盂尿路上皮癌；

（2）双侧发病的肾盂尿路上皮癌；

（3）一般情况较差，无法耐受肾盂癌根治手术的患者；

（4）肾功能严重不全，无法行一侧肾切除患者。

相对适应证还包括：

（1）单发病灶；

（2）病灶<1cm；

（3）病理活检提示低级别尿路上皮癌；

（4）影像学检查呈黏膜浅表生长，无浸润性表现。

（5）患者可接受术后高复发率并能够承受相应的治疗。

对于符合上述条件患者，输尿管软镜下激光烧蚀可作为肾盂癌治疗的替代治疗方案。目前，输尿管软镜下治疗尿路上皮肿瘤主要采用钬激光和钕激光烧蚀，相比之下，钬激光作用距离短（3mm），组织穿透小（<0.4mm），对于烧蚀较薄的肾盂壁上肿瘤较安全；而钕激光组织穿透较深（4～6mm），对于基底较深的肿瘤可以达到较好的烧蚀效果。

4. 肾盂肿瘤患者术后复查

文献报道，输尿管软镜下激光烧蚀治疗肾盂癌患者的肿瘤复发率可高达 94%，且中位复发时间约 10 个月；其中，肿瘤复发位于肾盂内的约占 64%（Gadzinski，Roberts et al. 2010）。因此对于输尿管软镜下激光烧蚀治疗肾盂癌和其他肾盂良性病变（如低度恶性潜能乳头状瘤、纤维上皮息肉等）患者均需要密切行输尿管软镜复查。欧洲泌尿外科指南明确指出：上述患者需要术后 3 月、6 月、12 月、18 月、24 月行输尿管软镜复查，其后每年 1 次复查直至终身（Roupret，Zigeuner et al. 2011）。

二、上尿路疾病行输尿管软镜诊疗的禁忌证和相对禁忌证

上尿路疾病输尿管软镜诊疗的禁忌证和相对禁忌证与输尿管软镜碎石术基本相同。

禁忌证包括：

（1）严重的全身出血性疾病；

（2）严重的心肺功能不全，无法耐受手术；

（3）未控制的泌尿道感染；

（4）严重的尿道狭窄，腔道内镜无法通过。

相对禁忌证包括：

（1）上尿路病变导致血尿较重，预计严重影响视野。对于上尿路疾病导致血尿患者，如血尿较重可能导致视野模糊，观察不清，严重影响输尿管软镜检效果。因此对于此类患者可在输尿管软镜手术前给予适当止血药物治疗，待血尿程度减轻后再行手术。

（2）输尿管径较细或输尿管狭窄。目前认为，对于特发肾性血尿行输尿管软镜检病例，不主张提前放置支架管进行输尿管被动扩张或者术中置入斑马导丝或软镜鞘，以避免损伤肾盂黏膜，影响术中观察与判断。但对于术中发现明显输尿管径狭窄、软镜无法通过患者，只能放置输尿管内支架管被动扩张后二期行输尿管软镜手术。

（高小峰）

参考文献

1. Bagley，DH. Intrarenal access with the flexible ureteropyeloscope：effects of active and passive tip deflection. J Endourol，1993，7（3）：221-224.

2. Bagley DH，Allen J. Flexible ureteropyeloscopy in the diagnosis of benign essential hematuria. J Urol，1990，143：549-553.

3. Brito AH，Mazzucchi E，Vicentini FC，et al. Management of chronic unilateral hematuria by ureterorenoscopy. J Endourol，2009，23（8）：1273-1276.

4. Cannon GM，Smaldone MC，Wu HY，et al. Ureteroscopic management of lower-pole stones in a pediatric population. J Endourol，2007，21（10）：1179-1182.

5. Challacombe B，Dasgupta P，Tiptaft R，et al. Multimodal management of urolithiasis in renal transplantation. BJU Int，2005，96（3）：385-389.

6. Clayman，RV. Conservative management of upper urinary tract tumors. J Urol，2003，170（2 Pt 1）：689-690.

7. Colin P，Koenig P，Ouzzane A，et al. Environmental factors involved in carcinogenesis of urothelial cell carcinomas of the upper urinary tract. BJU Int，2009，104（10）：1436-1440.

8. Danuser H，Müller R，Descoeudres B，et al. Extracorporeal shock wave lithotripsy of lower calyx calculi：how much is treatment outcome influenced by the anatomy of the collecting system? Eur Urol，2007，52（2）：539-546.

9. Dasgupta P，Cynk MS，Bultitude MF，et al. Flexible ureterorenoscopy：prospective analysis of the Guy's experience. Ann R Coll Surg Engl，2004，86（5）：367-370.

10. Elbahnasy AM，Clayman RV，Shalhav AL，et al. Lower-pole caliceal stone clearance after shockwave lithotripsy，percutaneous nephrolithotomy，and flexible ureteroscopy：impact of radiographic spatial anatomy. "J Endourol，1998，12（2）：113-119.

11. Fabrizio MD，Behari A，Bagley DH. Ureteroscopic management of intrarenal calculi. J Urol，1998，159（4）：1139-1143.

12. Gadzinski AJ，Roberts WW，Faerber GJ，et al. Long-term outcomes of nephroureterectomy versus endoscopic management for upper tract urothelial carcinoma. J Urol，2010，183（6）：2148-2153.

13. Geavlete P，Multescu R，Geavlete B. Influence of pyelocaliceal anatomy on the success of flexible ureteroscopic approach. J Endourol，2008，22（10）：2235-2239.

14. Goldman，S. M. Endoluminal sonographic evaluation of ureteral and renal pelvic neoplasms. J Urol，1998，159（1）：318.

15. Hyams ES，Munver R，Bird VG，et al. Flexible ureterorenoscopy and holmium laser lithotripsy for the management of renal stone burdens that measure 2 to 3 cm：a multi-institutional experience. ，2010，24（10）：1583-1588.

16. Iborra I，Solsona E，Casanova J，et al. Conservative elective treatment of upper urinary tract tumors：a multivariate analysis of prognostic factors for recurrence and progression. J Urol，2003，169（1）：82-85.

17. Jung H,Norby B,Osther PJ. Retrograde intrarenal stone surgery for extracorporeal shock-wave litho-tripsy-resistant kidney stones. Scand J Urol Nephrol,2006,40(5):380-384.

18. Kavoussi L,Clayman RV,Basler J. Flexible,actively deflectable fiberoptic ureteronephroscopy. J Urol, 1989,142(4):949-954.

19. Knudsen B,Miyaoka R,Shah K,et al. Durability of the next-generation flexible fiberoptic ureteroscopes: a randomized prospective multi-institutional clinical trial. Urology,2010,75(3):534-538.

20. Kumon H,Tsugawa M,Matsumura Y,et al. Endoscopic diagnosis and treatment of chronic unilateral he-maturia of uncertain etiology. J Urol,1990,143(3):554-558.

21. L'esperance JO,Ekeruo WO,Scales CD Jr,et al. Effect of ureteral access sheath on stone-free rates in patients undergoing ureteroscopic management of renal calculi. Urology,2005,66(2):252-255.

22. Mahboub MR,Shakibi MH. Percutaneous nephrolithotomy in patients with solitary kidney. Urol J,2008, 5(1):24-27.

23. Mariani,A. J. Combined electrohydraulic and holmium:yag laser ureteroscopic nephrolithotripsy for 20 to 40 mm renal calculi. J Urol,2004,172(1):170-174.

24. Moe,O. W. Kidney stones: pathophysiology and medical management. Lancet,2006,367(9507): 333-344.

25. Nakada SY,Elashry OM,Picus D,et al. Long-term outcome of flexible ureterorenoscopy in the diagnosis and treatment of lateralizing essential hematuria. J Urol,1997,157(3):776-779.

26. Pearle MS,Nakada SY,Womack JS,et al. Outcomes of contemporary percutaneous nephrostolithotomy in morbidly obese patients. J Urol,1998,160(3 Pt 1):669-673.

27. Perlmutter AE,Talug C,Tarry WF,et al. Impact of stone location on success rates of endoscopic litho-tripsy for nephrolithiasis. Urology,2008,71(2):214-217.

28. Preminger,G. M. Management of lower pole renal calculi: shock wave lithotripsy versus percutaneous nephrolithotomy versus flexible ureteroscopy. Urol Res,2006,34(2):108-111.

29. Resorlu B,Kara C,Oguz U,et al. Percutaneous nephrolithotomy for complex caliceal and staghorn stones in patients with solitary kidney. Urol Res,2011,39(3):171-176.

30. Rouprêt M,Yates DR,Comperat E,et al. Upper urinary tract urothelial cell carcinomas and other urolog-ical malignancies involved in the hereditary nonpolyposis colorectal cancer (lynch syndrome) tumor spec-trum. Eur Urol,2008,54(6):1226-1236.

31. Rouprêt M,Zigeuner R,Palou J,et al. European guidelines for the diagnosis and management of upper u-rinary tract urothelial cell carcinomas: 2011 update. Eur Urol,2011,59(4):584-594.

32. Rowbotham C,Anson KM. Benign lateralizing haematuria: the impact of upper tract endoscopy. BJU Int,2001,88(9):841-849.

33. Scoffone CM,Cracco CM,Cossu M,et al. Endoscopic combined intrarenal surgery in Galdakao-modified supine Valdivia position: a new standard for percutaneous nephrolithotomy? Eur Urol,2008,54(6): 1393-1403.

34. Sejiny M,Al-Qahtani S,Elhaous A,et al. Efficacy of flexible ureterorenoscopy with holmium laser in the management of stone-bearing caliceal diverticula. J Endourol,2010,24(6):961-967.

35. Semins MJ,Trock BJ,Matlaga BR. The safety of ureteroscopy during pregnancy: a systematic review and meta-analysis. J Urol,2009,181(1):139-143.

36. Tavora F,Fajardo DA,Lee TK,et al. Small endoscopic biopsies of the ureter and renal pelvis: pathologic pitfalls. Am J Surg Pathol,2009,33(10):1540-1546.

37. Turna B,Raza A,Moussa S,et al. Management of calyceal diverticular stones with extracorporeal shock

wave lithotripsy and percutaneous nephrolithotomy: long-term outcome. BJU Int, 2007, 100 (1): 151-156.

38. Turna B, Stein RJ, Smaldone MC, et al. Safety and efficacy of flexible ureterorenoscopy and holmium: YAG lithotripsy for intrarenal stones in anticoagulated cases. J Urol, 2008, 179(4): 1415-1419.

39. Vanlangendonck, R. J. Landman. Ureteral access strategies: pro-access sheath. Urol Clin North Am, 2004, 31(1): 71-81.

40. Weizer AZ, Springhart WP, Ekeruo WO, et al. Ureteroscopic management of renal calculi in anomalous kidneys. Urology, 2005, 65(2): 265-269.

41. Wendt-Nordahl G, Mut T, Krombach P, et al. Do new generation flexible ureterorenoscopes offer a higher treatment success than their predecessors? Urol Res, 2011, 39(3): 185-188.

42. Wheat JC, Roberts WW, Wolf JS Jr. Multi-session retrograde endoscopic lithotripsy of large renal calculi in obese patients. Can J Urol, 2009, 16(6): 4915-4920.

43. 孙颖浩, 高小峰. 输尿管软镜下钬激光碎石术治疗肾盏结石. 临床泌尿外科杂志, 2004, 19: 3.

第六章

输尿管软镜术的术前准备和麻醉方式的选择

输尿管软镜术属经自然腔道的微创手术。相对于开放手术和经皮肾镜手术,输尿管软镜的创伤更小、手术安全性更高、并发症更少,但仍然存在输尿管损伤、尿源性脓毒症、出血等并发症。完善的术前准备与合适的麻醉方式,有助于增加患者手术的耐受力,减低手术风险。

第一节 一般的术前准备

一、术前检查

1. 常规检查:血常规、肝肾功能、凝血功能、尿常规、中段尿培养和药敏试验、胸片、心电图。

2. 如果是尿路结石患者,增加尿路结石病因学检查:抽血查尿酸,甲状旁腺素,血钾、血钙、血钠、血磷等电解质,尿 pH 值,24 小时尿液分析(尿钠、尿钙、尿钾等离子、尿枸橼酸、尿草酸)。若血甲状旁腺素升高,加行甲状旁腺功能显像,排除甲状旁腺功能亢进。

3. 如果为血尿待查或集合系统占位病变,增加泌尿肿瘤病因学检查:尿液红细胞位相、尿液脱落细胞学、尿液荧光原位杂交(FISH)检查。

4. 选用以下一项以上的检查显示泌尿系统病变情况及集合系统的分布情况:静脉尿路造影(IVU),逆行肾盂造影,CT 三维重建尿路血管显像技术,磁共振水成像技术,放射性核素扫描(显示分侧肾功能)。

二、术前心理评估和谈话

患者手术前大多存在各种思想顾虑,或恐惧、激动、焦虑等。全面细致的术前心理评估和完善的术前心理准备,可使患者情绪稳定,主动配合医院进行各项医疗护理操作,增加医患之间的相互信任。

术前谈话包括患者目前的诊断治疗情况,各器官功能储备情况,手术治疗的必要性,手术方式选择的根据,术中和术后并发症出现情况,准备采取怎样的措施预防和减少并发症的发生,术后疗效的预评估,该次住院费用的预计,了解患者对手术效果的预期。输尿管软镜是一种经尿道入路的手术,体表没有伤口,创伤小,并发症少。但该手术能否施行,取决于输尿管条件,若输尿管狭小,须放置支架管1~2周后才能施行该手术;当代输尿管软镜能到达超过90%肾盏,但仍有个别肾盏不能到达,不能处理该处病变;如果结石超过2cm,可能须多次软镜碎石;通过输尿管软镜击碎的部分小碎石,术中难以完全清除,常在术后自行排出。

三、手术风险评估

美国麻醉医师学会推荐的身体状况评估表(表6-1-1)可评估手术风险,减少围手术期危及生命的严重并发症的发生。

表6-1-1 美国麻醉医师学会的身体状况评估表

	低风险	中风险	高风险
血红蛋白	100~120g/L	80~100g/L	<80g/L
血肌酐	可逆转	———	不可逆转
脑血管意外	>6个月	3~6个月	<3个月
糖尿病	轻	中	重
高血压	>150/90mmHg	>200/120mmHg	>280/150mmHg
心脏传导阻滞	不完全性	———	安装了起搏器
心肌梗死	>6个月	3~6个月	<3个月
呼吸道梗阻呼吸困难	重体力活动时	一般体力活动时	休息时

在上述基础上,还需要考虑下列因素:

1. 个人或家族中有无出血倾向病史。

2. 药物过敏史:手术消毒剂、麻醉药物、抗生素等。

3. 最近2周用药情况:特别是阿司匹林、硫酸氢氯吡格雷、华法林等抗凝和抗血小板药物,以及激素、胰岛素、洋地黄等。详细询问上述药物的使用情况对于输尿管软镜术等微创手术很重要,直接影响手术的成败。

4. 手术侧腰部既往手术史或疾病治疗情况。

四、抗生素的使用

术前抗生素的使用分为治疗性用药和预防性用药两种。术前合并泌尿道感染者采用治疗性用药,术前无合并泌尿道感染者采用预防性用药。

1. 治疗性用药的使用原则是:

(1)若明确感染,应及早使用抗生素。

(2)选择敏感药物。在细菌培养结果出来前,根据本地区和本院细菌敏感情况经验性用药。吴为强在尿液分离出815株病原株中发现,大肠埃希氏菌最高,占51.3%。其次是粪肠球菌和肺炎克雷伯菌分别占8.1%和8.0%。应尽早给予足够剂量,合理制订方案,保证治疗力度。用药剂量不足和不必要的延长疗程,是诱导细菌产生耐药性的重要原因。一般建议急性感染症状消失后3天,而且疗程至少1周后才能进行手术。

(3)严密观察效果,及时进行调整。临床疗效是检验所用治疗方案是否恰当的最终标准,但一般要三天以后才能对疗效做确切评价,在此之前不应频繁更改。当感染病情确实好转时,无论是否与药敏报告相符,都应坚持原有方案继续用药。

(4)经上述积极抗感染后,感染仍然不能控制时,应尽早行作逆行插管或肾造瘘引流。

2. 预防性用药的使用原则是:

(1)术前 30 分至 1 小时给予抗生素,使血中抗生素浓度在手术时已达到最低抑菌浓度,预防手术野细菌感染。若手术持续时间超过 3 小时时,应预防性再给予抗生素一次。

(2)选择对肾功能影响小的抗生素:如头孢菌素一代或二代、环丙沙星。

(3)年老体弱者机体免疫力很差,不应过分依赖抗生素而忽视人体内在综合因素的调整和用药。

五、全身营养状况的改善

必须在术前积极纠正患者的营养不良,以保证术后身体顺利康复。如果病情允许,可在术前给予肠内或肠外营养支持治疗 2 周。重点纠正贫血,补充血容量,维持水电解质和酸碱平衡,改善营养状况和低蛋白血症。若血红蛋白<80g/L,应在术前少量多次输血,直到血红蛋白达到 80g/L 以上,才能进行手术治疗。

(刘永达)

第二节　输尿管条件的准备

国外学者认为输尿管软镜碎石术无需提前放置双 J 管被动扩张输尿管,主张术中用输尿管通道鞘进行输尿管主动扩张。国内学者认为术中直接主动扩张输尿管虽能减少前期准备步骤,但对于少数输尿管纤细患者仍存在主动扩张失败可能、进而无法手术;且主动扩张输尿管腔后,术中长时间应用软镜通道鞘可能造成输尿管壁缺血、水肿,增加其他并发症风险的发生率;此外,提前放置支架管行输尿管被动扩张还能保证手术成功率,提高结石取净率(Hubert and Palmer 2005)。因此有人主张术前 2 周置入双 J 管被动扩张输尿管。

(刘永达)

第三节　输尿管软镜术的麻醉方式选择

输尿管软镜术的麻醉方式可选择局部麻醉和全身麻醉;局部麻醉包括表面麻醉和椎管内阻滞麻醉,全身麻醉包括单纯静脉全身麻醉和气管内插管或喉罩置入全身麻醉。下面详细分析上述几种麻醉方式的特点及在输尿管软镜术中的应用。

一、局　部　麻　醉

局部麻醉是应用局部麻醉药暂时阻断身体某一区域的神经传导而产生麻醉作用,简称局麻。局麻简便易行,安全性大,能保持患者清醒,对生理功能干扰小,并发症少。输尿管软镜术的局部麻醉包括表面麻醉和椎管内阻滞麻醉,而椎管内阻滞麻醉可采取蛛网膜下腔阻滞麻醉(腰麻)、硬膜外阻滞麻醉或蛛网膜下腔和硬膜外联合阻滞麻醉(腰硬联合麻醉)。

（一）表面麻醉

将渗透作用强的局麻药与局部黏膜接触，透过黏膜而阻滞浅表神经末梢所产生的无痛状态，称为表面麻醉。它仅适合简单的小手术，如尿道、膀胱检查，甚至输尿管下段检查或碎石术。该麻醉方式存在镇痛不够完善、维持时间短的缺点，很少单独应用于输尿管软镜手术，通常需静脉给予镇痛药或镇静药以辅助麻醉，提高痛阈。尿道、膀胱表面麻醉需注意局麻药的毒性反应，尤其存在尿道黏膜损伤情况下，局麻药吸收加快，一次性给药量不宜过大。

常用的局部麻醉药：2%利多卡因或1%～2%丁卡因。将数毫升局麻药经尿道注入，5～10分钟后能获得满意的效果。

（二）椎管内阻滞麻醉

椎管内阻滞麻醉是将局麻药注入椎管内的不同腔隙，使脊神经所支配的相应区域产生麻醉作用，包括腰麻和硬膜外阻滞麻醉，后者还包括骶管阻滞麻醉。腰麻将局麻药注入蛛网膜下腔，而硬膜外阻滞麻醉则注入硬膜外间隙。

输尿管软镜术，尤其是钬激光碎石术入镜、置管等操作时，要求盆底肌肉充分松弛，同时在碎石时减少肾脏和肾蒂牵拉反应，故理论上椎管内阻滞麻醉的范围应达到T_6～S_4约16个神经节段。

1. 适应证和禁忌证

（1）适应证：腰麻适合下腹部手术，适用于采用输尿管软镜处理尿道、膀胱输尿管下段病变；骶管阻滞麻醉只适用于成人的尿道、膀胱检查手术；由于婴幼儿及学龄前儿童的椎管的解剖特点，骶管阻滞麻醉也可用于婴幼儿及学龄前儿童的腹部手术，所以对于婴幼儿及学龄前儿童的输尿管软镜的手术可在基础麻醉下使用骶管阻滞麻醉，但目前输尿管软镜极少应用于小儿，而且小儿麻醉以全身麻醉为主；硬膜外阻滞麻醉适合腹部的所有手术，同样适合于输尿管软镜的所有手术。总之，不论采取何种椎管内阻滞麻醉，镇痛平面必须要达到外科手术操作所需要的镇痛要求，若镇痛效果欠佳可使用静脉辅助药物，包括镇痛药、镇静药等。

（2）禁忌证：

1）精神病、严重植物神经功能紊乱的患者。

2）严重低血容量的患者。

3）凝血功能异常的患者，包括内在的和特发的凝血功能障碍（例如使用华法林或肝素引起的）。

4）穿刺部位有感染的患者。

5）中枢神经系统疾病特别是脊髓或神经根病变患者，颅内压增高患者也列为禁忌。

6）脊椎外伤或畸形、严重腰背痛病史者。另外，某些过度焦虑不能保持穿刺体位的患者，也不选择椎管内阻滞麻醉。

2. 椎管内麻醉方式的选择　输尿管软镜术对麻醉的要求相对较高，麻醉要创造一个松弛的尿道、输尿管环境，避免输尿管痉挛，以利手术顺利实施。椎管内神经阻滞的麻醉平面控制好可以满足上述要求。腰麻、硬膜外阻滞麻醉和骶管阻滞麻醉等椎管内麻醉依据不同的穿刺间隙，使用不同的局麻药，以及不同的浓度、剂量，可引起不同程度的交感神经阻滞、痛觉缺失和运动阻滞，以满足各种输尿管软镜术的要求。腰麻只需要小剂量局麻药便可产生足够的可复性痛觉缺失，麻醉效果确切，降低局麻药的全身效应；硬膜外阻滞麻醉却需要较大量的局麻药才能达到麻醉效果,致使全身血药效应水平升高,可能引起一些腰麻时不出现的副作用和并发症。腰硬联合麻醉(combined spinal and epidural anesthesia,CSEA)既可有腰麻起效快、麻醉效果确切的优点,又可通过硬膜外腔追加局麻药,达到持续麻醉的效果。

输尿管软镜术应用椎管内阻滞麻醉方式主要选择硬膜外阻滞麻醉或腰麻,或两种方式的联合麻醉,而骶管阻滞麻醉只考虑用于小儿,成人可以腰麻或低位硬膜外阻滞麻醉替代,具体选择需考虑几个因素。

(1)手术部位:手术部位在输尿管中、上段或肾盂、肾小盏的,如输尿管软镜肾盂碎石术,可选择硬膜外阻滞麻醉(两点法),也可选择腰硬联合麻醉(两点法);手术部位在输尿管下段、膀胱、尿道的,可选择腰麻、低位硬膜外阻滞麻或腰硬联合麻醉(一点法)。

(2)手术时间:手术时间较长的可选择持续硬膜外阻滞麻醉或腰硬联合麻醉,手术时间较短且输尿管下段以下的手术可选择一次性给药行腰麻。

(3)患者存在有椎管内阻滞麻醉禁忌证的、过度焦虑的,可考虑选择其它麻醉方式。

(4)患者需要术后镇痛,则首选连续硬膜外阻滞麻醉。

以下对几种椎管内阻滞麻醉在输尿管软镜手术的应用作各自分析:

(1)硬膜外阻滞麻醉:依据输尿管软镜手术所涉及脏器的神经支配节段,麻醉医师应正确选择硬膜外腔穿刺间隙,以达到预期的麻醉平面。输尿管软镜钬激光碎石术治疗输尿管上段或肾结石是目前输尿管软镜应用最广泛的术式,采用截石位,通过人体自然生理通道,也就是经尿道、膀胱、到达输尿管上段和肾脏,麻醉平面要求宽,上界 T_6 下界 S_4,硬膜外阻滞麻醉需行两点法才能满足手术要求。采用两点法在上、下穿刺点各置一根管,选择在 $L_{2\sim3}$ 或 $L_{3\sim4}$ 穿刺点向上置管,在 $T_{11\sim12}$ 或 $T_{10\sim11}$ 穿刺点向上置管。两点法的特点为在硬膜外分次给药,使麻醉时间得以延长,麻醉平面有所保证,但易因骶神经阻滞不全,导致盆底肌肉不够松弛,且用药量大,易因局麻药过量而发生局麻药中毒。一点法适合于尿道、膀胱、及输尿管下段的软镜手术,但常出现麻醉平面偏低、镇痛不全的缺点。硬膜外腔常用局部麻醉药:1%~2%利多卡因、0.5%~0.75%罗哌卡因和 0.25%~0.75%左旋丁哌卡因,不论用哪种局麻药,须注意其一次最大剂量、起效时间、作用时间和毒性反应等。

(2)蛛网膜下腔阻滞麻醉:腰麻具有起效快、麻醉效果确切,但其可控性相对较差,麻醉平面较低,通常低于 T_{10},适合尿道、膀胱、及输尿管下段的软镜手术。腰麻穿刺点选择 $L_{3\sim4}$ 或 $L_{2\sim3}$,常用局部麻醉药:0.5%罗哌卡因 2~3ml 或 0.5%左旋丁哌卡因 2~3ml。如果手术时间较长,可在同一间隙穿刺点蛛网膜下腔置入微导管行连续腰麻,或硬膜外腔置管行腰硬联合麻醉。

(3)蛛网膜下腔和硬膜外联合阻滞麻醉:是目前输尿管软镜术最常用的椎管内阻滞麻醉方式,尤其是两点法。腰硬联合麻醉采取首先蛛网膜下腔给局麻药行腰麻,然后硬膜外腔置管再给药的方式,具有腰麻的起效快、效果确切的优点,同时可通首先选择通过硬膜外腔给药,提供长时间手术麻醉及术后镇痛。腰硬联合麻醉可分为一点法和两点法,一点法只适合尿道、膀胱、及输尿管下段的软镜手术,两点法同时也适合输尿管软镜在输尿管上段和肾的手术的麻醉要求。一点法是在 $L_{3\sim4}$ 或 $L_{2\sim3}$ 间隙穿刺进行腰麻后硬膜外腔置管行连续硬膜外阻滞麻醉,而两点法是首先选择 $T_{11\sim12}$ 或 $T_{10\sim11}$ 间隙穿刺硬膜外腔置管行连续硬膜外阻滞麻醉,然后在 $L_{3\sim4}$ 或 $L_{2\sim3}$ 间隙穿刺进行腰麻,麻醉平面上界可达 T_6。

（4）骶管阻滞麻醉：该麻醉方式属于硬膜外阻滞麻醉的一种，经骶裂孔穿刺，注局麻药于骶管腔以阻滞骶脊神经。成人骶管麻醉只适用于骶神经根和下腰段神经根支配的手术，如尿道、膀胱镜检查手术，由于其存在麻醉效果不确切、误入蛛网膜下腔易造成全脊髓麻醉的危险，现在多数医院这种麻醉已被腰麻或低位硬膜外阻滞麻醉所替代。

（三）局部麻醉中的管理

1. 常规监测 连续监测心电图（ECG）、脉搏血氧饱和度（SpO_2）、无创血压（NIBP）、呼吸频率（RR）、体温（T）等。

2. 麻醉阻滞平面的控制 输尿管软镜术的麻醉平面应控制在 T_6 以下水平，平面过高易引起①血压下降、心率缓慢；②呼吸抑制；③恶心呕吐；但麻醉平面过低会造成镇痛不全，血压升高、心率加快，必要时需要经硬膜外导管追加局麻药以使麻醉平面达到 T_6 水平，若麻醉效果还欠佳可辅以镇痛、镇静药。另外注意肾脏受手术操作的影响造成迷走神经反射，出现心率、血压下降等，必要时可暂停手术，处理好转之后再行手术。

二、全 身 麻 醉

全身麻醉是通过静脉和（或）呼吸道给药，经过血液循环作用于中枢神经系统而产生效应的麻醉方式，输尿管软镜手术常选择单纯静脉全身麻醉、气管内插管或喉罩置入全身麻醉。全身麻醉适用于椎管内麻醉存在禁忌证或不同意接受椎管内麻醉的患者，尤其有利于手术时间长、心肺功能较差、术中血流动力学变化较大的严重疾病患者、过度焦虑的患者，但若患者合并呼吸道感染或存在气道高度敏感的情况，需慎重考虑。

（一）单纯静脉全身麻醉

单纯静脉全身麻醉是指静脉麻醉诱导后，不作气管内插管或喉罩置入，让患者保持自主呼吸，依靠静脉输注麻醉药维持麻醉状态的麻醉方式，适合手术时间短的输尿管软镜手术，如输尿管软镜检查、取标本检查等。

静脉给药主要有以下几种方式：

1. 手动输注方案 根据患者的身高、体重、年龄等，结合某药物的药代学、药效学的情况，设计出给药物的浓度、剂量、速度，以求患者达到手术麻醉状态。个体差异导致患者对既定药物的剂量或浓度的反应各不相同，判断麻醉深度非常重要（详见麻醉深度的监测）。如果输注速度不足以维持麻醉深度，那么需要追加单次注射剂量和加快持续输注速度来快速提高血药浓度（生物相），加深麻醉。手术即将结束时需要降低药物血药浓度，通过降低输注速度以便使患者术后迅速苏醒。

2. 自动输注方案 药物自动输注是指通过不依赖人的干预能够执行剂量调控的电子化或机械化仪器进行给药的方式，但预期目标（如药物浓度和临床反应）还是由麻醉医师调控。

（1）靶控输注系统：这是自动输注系统中应用最广的方法，药物以丙泊酚使用最多，瑞芬太尼次之。当应用靶控输注系统时，麻醉医师将输入血浆或效应室靶药物浓度，这个靶浓度建立在药物的药动学-药代学关系、所需效应及对药物个体反应的基础上，在密集的时间间隔内（如每 9～15 秒）程序会将靶浓度和所输注药物的药代动力学模型进行实时计算并与当时的血浆或效应室药物浓度进行对比，计算机会计算达到靶浓度所需的输注速度，并将调整后能反映泵的物理容量的输注速度传送至泵。输液泵会按指令的速度将药物泵入患者体内。使用者选择注射用药,输入患者的信息,如体重、年龄、性别,并确保输注方案按药物的特定浓度来设定,然后在麻醉期间使用者会用与吸入麻醉中调节吸入药浓度同样的方式来实现靶浓度。在稳态下,效应室的靶浓度与血浆的靶浓度是一致的。靶浓度受患者生理状况、手术刺激及同时应用的药物的影响。根据输尿管软镜手术的特点,我们的经验是,丙泊酚的平均维持靶浓度是 $1.5\sim4\mu g/ml$,但在设定靶浓度时应考虑到镇静药(如复合用咪达唑仑)和镇痛药物(阿片药物)的协同作用。

(2)闭合环路药物输注系统:这是另一种自动输注系统,它应用脑电图频率中位数、双频指数和听觉诱发电位来控制静脉麻醉药物的输注,其临床效果有待进一步研究。

与间断的负荷剂量静脉输注相比,静脉麻醉药物自动输注系统能更好地控制麻醉浓度并保证:①血流动力学可控性好,血流动力学不稳定事件发生少;②药物总量更小;③清醒速度更快;不管选择手动输注或自动输注方案都应意识到,无论用何种给药方式,生物学差异永远存在,并且将影响所有的给药方法,这一点是麻醉医师在用药时必须注意到的。

单纯静脉全身麻醉容易造成呼吸抑制,表现为呼吸频率下降,节律不规则,潮气量降低,维持患者的呼吸,避免缺氧非常重要,常用以下几种方法解决:

1. 口(鼻)咽通气道　患者意识丧失和麻醉后的上呼吸道梗阻,通常是由于舌后坠阻塞咽部引起,放置口(鼻)咽通气道是解决这个问题最有效的方法。选择大小、长度合适的口(鼻)咽通气道很重要,它影响到通气的效果。

2. 面罩　患者出现呼吸频率、幅度下降,脉搏血氧饱和度下降时,可面罩辅助通气,改善缺氧。面罩辅助通气关键在于选择大小合适的面罩,操作时患者头后仰,提起下颏。

3. 气管内插管　在放置口(鼻)咽通气道和面罩辅助通气无效情况下,可行气管内插管保证通气。

(二)气管内插管或喉罩置入全身麻醉

气管内插管或喉罩置入全身麻醉是指麻醉诱导后,行气管内插管或喉罩置入,术中通过麻醉机行机械通气,依靠静脉输注麻醉药或(和)吸入挥发性麻醉药维持麻醉状态的麻醉方式。静脉输注麻醉药的方式已在单纯静脉全身麻醉中描述,而使用吸入麻醉药维持麻醉的操作简单,通过调节麻醉机的蒸发罐的刻度,使麻醉药按一定浓度输入到麻醉呼吸回路,进而控制机体吸入麻醉药的浓度,调节麻醉的深浅。

气管内插管前需对患者进行插管或喉罩置入困难程度评估,包括张口度、颈部活动度、咽喉部情况等,常用的插管方法有明视经口(鼻)气管内插管法,对于术前评估有插管困难的患者需准备纤维支气管镜、可视喉镜等,必要时可在其引导下行气管内插管。喉罩置入前也要进行插管困难评估,喉罩放置失败率可达5%,包括对位不正、密闭不严等。

气管内插管或喉罩置入后联接麻醉机进行机械通气,常用通气模式为间歇正压通气(IPPV),若保留自主呼吸可在镇静、镇痛状态下行同步间歇性强制通气(SIMV)。调节潮气量(6~8ml/kg)、机控呼吸频率(10~16 次/分),选择恰当的吸呼比、吸入氧气浓度,使患者得到良好的通气效果。

喉罩的应用在临床上已很广泛,它与气管内插管相比具有操作简单、对咽喉部刺激轻、损伤小,麻醉深度相对较低的优点,而输尿管软镜手术由于微创手术创伤小,应激反应低;肌松要求不高;手术时间短;体位为平卧截石位,喉罩非常适合输尿管软镜手术。通常喉罩置入和气管内插管一样,在给予肌松药之后行置入,但对于输尿管软镜手术,在给予适当的镇静、镇痛药的基础下,无需肌松药就可放置喉罩进行机械通气,通过静脉给药或吸入麻醉药控制麻醉深度,完全可满足手术要求。但喉罩也存在它的缺点:气道的密闭性有时较差,尤其在改变体位时,对位不正,容易漏气,不宜俯卧位手术患者;易反流、误吸,不宜饱胃患者;吸痰困难;不宜手术时间长的患者。

喉罩置入可用常规法:头轻度后仰,操作者左手牵引下颌以展宽口腔间隙,右手持喉罩,罩口朝向下颌,沿舌正中线贴咽后壁向下置入,直到不能再推进为止。判断喉罩位置是否正确可在正压通气时,观察胸廓起伏程度,听诊两侧呼吸音是否对称、清晰,听诊颈前区是否有漏气,条件允许可用纤维支气管镜下喉罩定位。对于个别反复喉罩置入都不能达到良好通气的患者,可改为气管内插管。

(三)全身麻醉药物的选择

药物的选用主要根据患者的术前情况、手术方式、麻醉方式以及麻醉医生水平、医疗费用等,也要考虑到药物对神经、呼吸、循环系统及肾功能等的影响,以及药物的理化性质,药代学、药动学的差异。对于输尿管软镜手术需考虑药物对肾功能的影响,尤其术前已存在有肾功能不全的患者。药物应首选在体内消除、不依赖肝肾消除的药物,对于过度依赖肾脏消除的药物应不用或慎用。

1. 静脉麻醉药 依托咪酯、咪达唑仑、丙泊酚等均可用于麻醉诱导,术中麻醉维持多选择丙泊酚靶控输注。丙泊酚的使用需注意对心血管系统的抑制,尤其是心血管功能较差的老年人,可导致低血压,降低肾脏的血流灌注压,加重肾功能的损害;肾功能不全患者药量也适当减量。

2. 麻醉性镇痛药 常用有芬太尼、瑞芬太尼和舒芬太尼,若患者存在肾功能不全,最好选择瑞芬太尼,且作用消失快,适合时间短的手术。正常情况下哌替啶对血压无影响,有时在硬膜外阻滞时可致血压下降而造成肾血流量、肾小球滤过率和尿量减少。

3. 吸入麻醉药 恩氟烷、异氟烷和七氟烷,甲氧氟烷有肾毒性应慎用。尽管有些数据显示有些现代吸入麻醉药可引起肾血流降低,如恩氟烷和异氟烷轻度抑制肾功能,减少肾血流量、肾小球滤过率和尿量,但通常这种情况是暂时的和可逆的,对肾功能无明显损害。

4. 肌肉松弛药 若患者存在肾功能不全,首选对肾功能影响较少的阿曲库胺、顺式阿曲库胺;维库溴铵主要在肝脏代谢和排泄,部分经肾排出,肾功能不全时可通过肝消除来代偿,故也可用于肾功能不全患者。肾功能不全患者不用或慎用琥珀胆碱。米库溴胺靠血浆胆碱酯酶分解,也可列为肾功能衰竭患者的首选药之一。

(四)全身麻醉术中管理

1. 常规监测项目 连续监测心电图(ECG)、无创血压(NIBP)、心率(HR)、脉搏血氧饱和度(SpO_2)、呼吸频率(RR)、潮气量(VT)、气道峰压(Ppeak)、呼气末二氧化碳($PETCO_2$)、氧浓度、麻醉气体浓度等监测,必要时可作快速气体分析。

2. 麻醉深度的监测 适当的麻醉深度可使血压、心率及呼吸平稳,避免术中知晓。临床上主要依据患者的体动、血压、心率、脉搏及出汗、流泪和瞳孔变化情况来判断,浅麻醉时交感神经兴奋,血压升高,心率、脉搏增快,出汗增多、流泪,麻醉深时情况相反;麻醉深度适中时瞳孔中等偏小,麻醉过浅与过深均使瞳孔过大。在保持自主呼吸的麻醉过程中,麻醉的深浅使呼吸出现变化,浅麻醉时呼吸从过度通气和发声到屏气,适当麻醉时呼吸规律,吸气和呼气停顿较少或没有,深麻醉时呼吸在性质上变为抽动或喘息,变得不规律,原因是呼吸主要依靠膈肌进行。现在有许多麻醉深度的监测指标，常用有双频谱指数（bispectral index，BIS）、听觉诱发电位（auditory evoked potentials，AEP）、熵指数等。双频谱指数能反映麻醉镇静药的血药浓度的变化和镇静催眠深度的渐变过程，与血药浓度有很高的相关性，而听觉诱发电位对预见意识转换过程较为敏感。

3. 肌松监测 肌松监测可保持适当的肌肉松弛状态，避免术中咳嗽或肢体不自主活动，影响手术进程，导致手术并发症发生。术中肌松强度维持在四次成串刺激小于 25%，手术结束后，神经肌肉阻滞的强度达到四次成串刺激大于 75%，使通气量达到 6L/min 直到恢复自主呼吸才拔管，拔管后患者可获得足够的自主呼吸（呼吸频率>10～25 次/分钟；血氧饱和度>95%；潮气量>5ml/kg）。

4. 体温监测 多用于婴幼儿和老年人的手术。婴幼儿由于体温调节中枢的发育尚不完善，体温容易受到外界因素的影响。在进行输尿管软镜术时，整个过程都需要使用生理盐水高压冲洗，容易丢失热量，体温下降，因此需严密观察体温变化。手术时间长时，冲洗用的生理盐水需加温，室温宜控制在 26℃。

5. 术中肾功能保护 不管哪种麻醉方式造成心排血量减少、血压过低，都会使肾血流降低和肾小球滤过率下降而影响肾功能，所以术中维持血流动力学稳定，维持正常血压，才能保持肾血流量和灌注压，避免肾功能受损。另外，麻醉药物选择应禁用肾毒性药物，不用或慎用过于依赖肾脏代谢的药物。

（谭菁瑜 赵子良）

参考文献

1. 庄心良，曾因明，陈伯鉴. 现代麻醉学. 第 3 版. 北京：人民卫生出版社，2004
2. 佘守章. 微创外科学麻醉. 北京：人民卫生出版社，2008
3. Ronald D Miller，et al. Miller's anesthesia. sixth edition. Elsevier Inc. 2005. 277-284
4. James P. Rathmell. Regional Anesthesia：The Requisites in Anesthesiology. Mosby. 2004. 19-21
5. 谭冠先. 椎管内麻醉学. 北京：人民卫生出版社，2011. 346-453
6. 张喜林主. 麻醉科临床禁忌手册. 北京：中国协和医科大学出版社，2007. 326-329
7. Joshi G：The use of laryngeal mask airway devices in ambulatory anesthesia. Seminars in Anesthesia，Perioperative Medicine，and Pain2001（20）；257-263
8. Lee A. Fleisher. Evidence-Based Practice of Anesthesiology，2e. Saunders. 2009. 120-132
9. 龙大治，徐辉，邹晓峰. 输尿管软镜技术的临床应用. 赣南医学院学报. 2009，6（29）；833-836
10. 施小东，程跃，邱中笑等. 电子输尿管软镜碎石术治疗肾结石疗效观察. 现代实用医学，2010，9（29）：1018-1019
11. Haberman K，Ortiz-Alvarado O，Chotikawanich E，Monga M. A dual-channel flexible ureteroscope：evaluation of deflection，flow，illumination，and optics. J Endourol. 2011，25（9）：1411-1414.

第七章

经尿道输尿管软镜术的手术操作

第一节　器械摆放

根据不同手术者的经验,输尿管软镜手术的器械摆放存在一定差异。其基本原则是术者能舒适进行手术。主要有以下 3 种摆放方法:

【器械摆放方法一】

患者左侧大腿下放置器械台,高度与固定腿架固定器的高度一致,器械台后放置激光机,C 形臂 X 光机置于患者左侧,C 形臂 X 光显示屏、冷光源、监视器以及灌注设备可置于患者右上方(图 7-1-1A,B,C)。

【器械摆放方法二】

基本和第一种方法相似,只是将 C 形臂 X 光机显示屏置于患者左上方(图 7-1-2)。

【器械摆放方法三】

第三种方法适应于一体化手术室,C 形臂 X 光机显示屏与监视器置于患者正上方,术者正前方(图 7-1-3)。

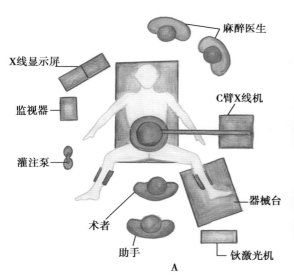

A

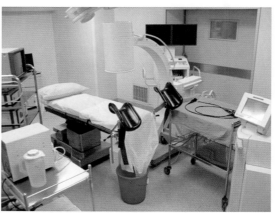

B

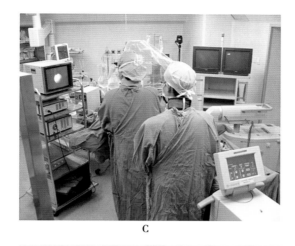

C

图 7-1-1　器械摆放方法（一）

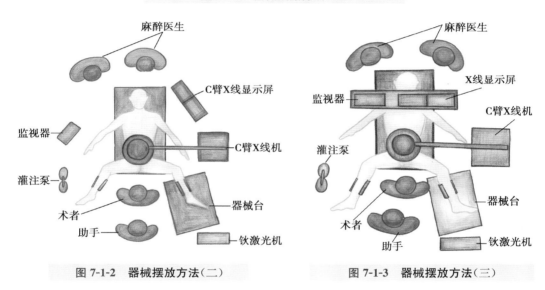

图 7-1-2　器械摆放方法（二）　　　　图 7-1-3　器械摆放方法（三）

第二节　手术体位

施行输尿管软镜手术可选择截石位、改良截石位、侧卧位、Trendelenburg 头低脚高位、Galdakao-modified supine Valdivia（GMSV）体位和劈腿俯卧位。

【截石位】

大多数的输尿管软镜患者采用截石位（图 7-2-1）。

【改良截石位】

健侧下肢抬高，患侧下肢下垂，该体位可以拉直患侧输尿管，扩大输尿管镜的操作空间，有利于入镜，图 7-2-2 所示。

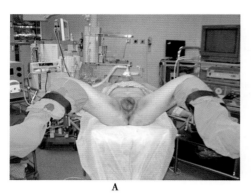
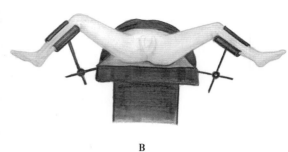

图 7-2-1 截石位

A. 实景图 B. 模拟图

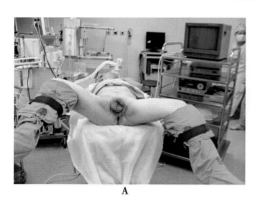
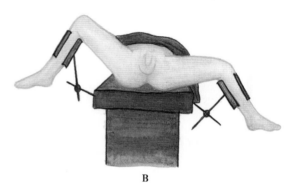

图 7-2-2 改良截石位

A. 实景图 B. 模拟图

【侧卧位】

主要应用于下盏结石,由于患侧肾处于高位,下盏结石容易向下盏颈以及肾盂方向移动(图 7-2-3)。

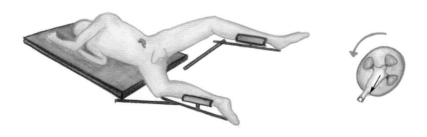

图 7-2-3 侧卧位

【Trendelenburg 头低脚高位】

此体位与患侧侧卧位结合,使下盏结石容易向下盏颈以及肾盂方向移动(图 7-2-4)。

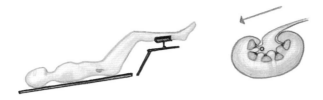

图 7-2-4　Trendelenburg 头低脚高位

【GMSV 体位】

也叫截石位-斜仰卧位(图 7-2-5A,B),下方接近截石位,上方接近斜仰卧位,适合于同时进行经皮肾镜操作及逆行输尿管软镜手术。

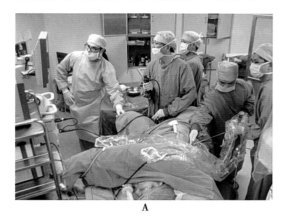

A

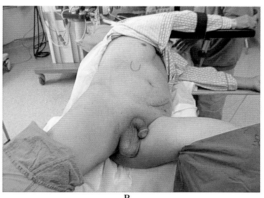

B

图 7-2-5　GMSV 体位

【劈腿俯卧位】

劈腿俯卧位(图 7-2-6),该体位适合于同时进行经皮肾镜操作及逆行输尿管软镜手术。

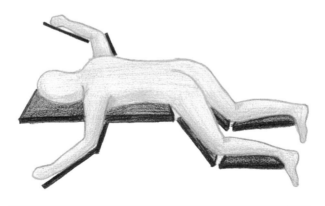

图 7-2-6　劈腿俯卧位

第三节　膀胱镜检查与输尿管扩张

不管是因为血尿行输尿管软镜检查寻找出血灶,还是输尿管软镜碎石术,施行标准的输尿管软镜操作前均须行膀胱镜检查,了解膀胱内病变及输尿管开口喷尿情况,了解输尿管开口的宽窄情况以便选择合适的扩张方法。

输尿管扩张主要包括 2 种方式:第一种是被动扩张,第二种是主动扩张。被动扩张见第六章第二节。本节主要介绍输尿管的主动扩张。

主动输尿管扩张方法包括输尿管镜体扩张、输尿管扩张导管扩张和输尿管球囊扩张三种方法。

【输尿管硬镜检查和扩张术】

在输尿管软镜操作前进行输尿管硬镜检查,有助于了解和清除尿道、膀胱和输尿管的病变,了解输尿管的走行和扭曲情况,同时起着输尿管扩张的作用,并放置好导丝,使下一步软镜操作更简便易行。而且有学者认为,输尿管黏膜下及输尿管周围组织在尿外渗吸收的同时纤维组织增生,使输尿管粘膜游离度减小,相对固定,便于输尿管软镜置入。

亦可采用不同口径的输尿管硬镜,进行逐级扩张,如按 4.5F→6.5F→8/9.8F 顺序逐级扩张,图 7-3-1 所示。

【输尿管扩张导管扩张术】

在输尿管硬镜检查后,患侧上尿路留置一根 0.028 inch 或 0.035 inch 斑马导丝,在 C 形臂 X 线监视下(或使用输尿管硬镜进入膀胱进行监视),沿导丝用输尿管扩张导管(图 7-3-2 所示)进行扩张,由 8F、10F、12F 进行逐级扩张。

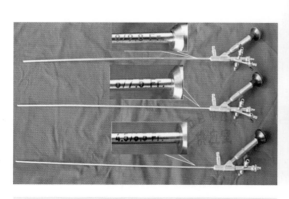

图 7-3-1　不同口径的输尿管硬镜

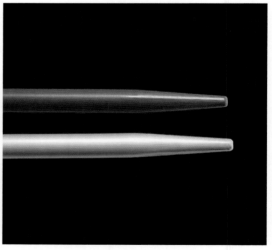

图 7-3-2　输尿管扩张导管

【输尿管球囊扩张术】

在输尿管硬镜检查后,患侧上尿路留置一根 0.028 inch 或 0.035 inch 斑马导丝,在 C 形臂 X 线监视下,将带不透 X 线标记的气囊导管(图 7-3-3)放置在目标扩张段,注入造影剂使气囊膨胀,X线定位下使气囊蜂腰征位于气囊中部,加压气囊使狭窄段完全扩张并维持此压力约3分钟(图7-3-4)。

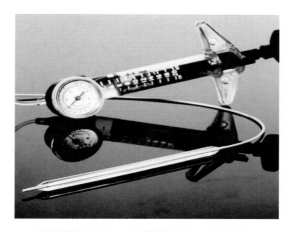

图 7-3-3　球囊扩张导管

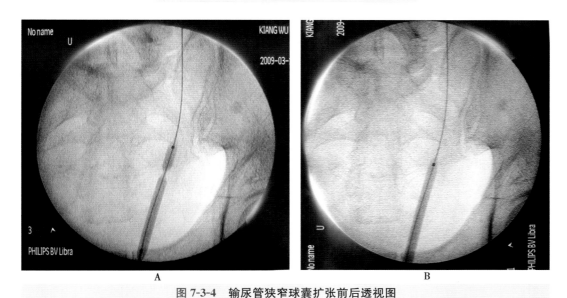

图 7-3-4　输尿管狭窄球囊扩张前后透视图

A. 输尿管狭窄扩张前(蜂腰征)　B. 输尿管狭窄扩张后(蜂腰征消失)

第四节　导丝和通道鞘的置入

　　输尿管软镜的进镜方法包括经输尿管通道鞘进镜法和导丝引导下直接进镜法两种。无论采用何种方法进入软镜,均须先放置导丝。国外学者行输尿管软镜手术,需要在膀胱镜或者输尿管硬镜直视下留置2根导丝于肾盂内(图7-4-1,图7-4-2):一根作为工作导丝可置入输尿管输送鞘和软镜;另一根为安全导丝,术中全程留置于肾盂内(图7-4-3,图7-4-4),一旦出现肾盂穿孔等严重并发症时可沿安全导丝置入双J管,随时终止手术。国内学者以为,留置安全导丝虽可保证工作通道不丢失,但因其盘曲在肾盂内,可能影响激光碎石,如激光误击导丝甚至可打断导丝,需要取出断端,额外增加手术步骤,因此通常留置一根导丝。

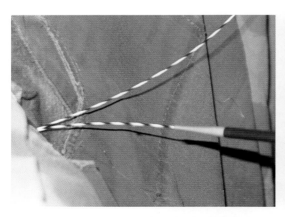

图 7-4-1 硬镜下留置两条导丝(外景)

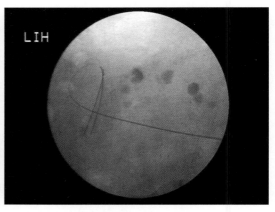

图 7-4-2 硬镜下留置两条导丝(透视)

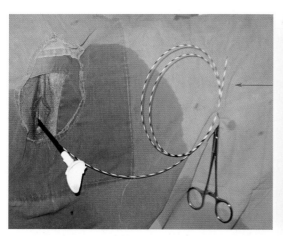

图 7-4-3 软镜操作时保留安全导丝(外景)

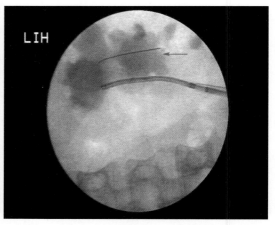

图 7-4-4 软镜操作时保留安全导丝(透视)

通道鞘的置入,有助于灌洗液及时排出,保持视野清晰,减低肾盂内压,缩短手术时间,可减小镜体轴线旋转动作阻力,减少镜体反复进出引起输尿管黏膜损伤和因进镜困难造成输尿管软镜损伤的可能性。理想的通道鞘位置最好放在肾盂输尿管交接部。

输尿管通道鞘有多种型号和规格。选择通道鞘直径须根据输尿管的宽窄及使用输尿管软镜的粗细而定。一般来说,输尿管通道鞘的直径越小,置入输尿管的可能性越大,但只能选用直径较小的输尿管软镜。譬如目前只有 Storz 输尿管软镜能通过 F10/12 输尿管通道鞘,其他软镜均只能选择 F12/14 以上的输尿管通道鞘。选择通道鞘长度须根据患者的高矮,或者输尿管的长短而定。男性患者通常选择长度为 45cm 输尿管通道鞘,女性患者通常选择长度为 35cm 的通道鞘。

输尿管通道鞘的置入强烈推荐在 C 形臂 X 线监视下放置,不可采用盲目置入输尿管通道鞘。输尿管硬镜检查结束时经硬镜工作通道内注入造影剂,显示肾盂肾盏的位置及结构,在 C 形臂 X 线监视下,沿导丝把通道鞘推送至 UPJ 为止(图 7-4-5,图 7-4-6,图 7-4-7,

图 7-4-8）。此法可监视通道鞘推送的全过程,容易把通道鞘放置在所需位置,但术者和患者须接受小剂量的 X 线辐射。

不推荐没有 C 形臂 X 线监视下进行徒手放置通道鞘。徒手放置的弊端在于:①如果放置过深,可能因扩张杆损伤肾上盏导致肾脏出血,影响下一步软镜的操作视野;②如果放置位置太低,影响软镜的反复进出;③扩张过程可因导丝折曲、移位导致放置失败,甚至输尿管损伤。

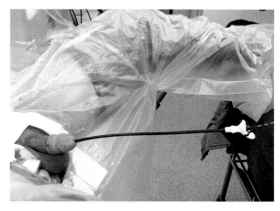

图 7-4-5 把通道鞘经尿道外口置入

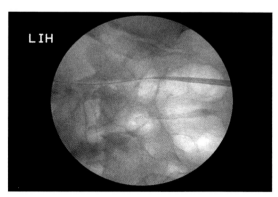

图 7-4-6 X 线监视下可见通道鞘
位置在输尿管中段

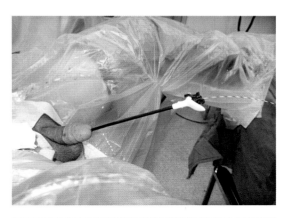

图 7-4-7 把通道鞘置入肾盂或输尿管上段

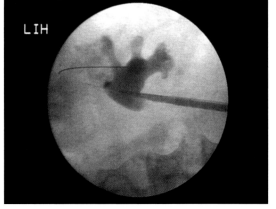

图 7-4-8 X 线监视下可见通道鞘位置 UPJ

第五节 灌 注

输尿管软镜操作时须使用生理盐水作为灌洗液,灌洗方式可采用液压灌注泵灌注、悬挂吊带灌注,加压悬挂吊带灌注和注射器人工灌注。临床上结合运用以上两种灌注法,达到优劣互补,相得益彰。术中在保持视野清晰的前提下,需注意控制肾盂内压力于 $20cmH_2O\sim40cmH_2O$。

【液压灌注泵灌注法】

经软镜的工作通道,接入液压灌注泵(图 7-5-1),通过脉冲或恒定水流进行灌注。此法使软镜下的视野较为清晰,有利于寻找目标肾盏,尤其适合存在少量出血的肿瘤病灶寻找,但可使小结石活动幅度较大,不利于进行碎石操作。同时很难实时调节灌注压力和流量,容易引起肾盂内压增高,从而增加术后患者发热和尿源性脓毒症的发生率,一般不推荐使用。

【悬挂吊带灌注】

通过悬挂吊带(高度约 60～100cm),接入软镜的工作通道,利用液体的重力关系,进入灌注(图 7-5-2)。此法灌注入软镜的水压波动幅度较小,使小结石的活动度减小,有利于进行碎石操作,无须助手协助注水,但有时出现视野不清。

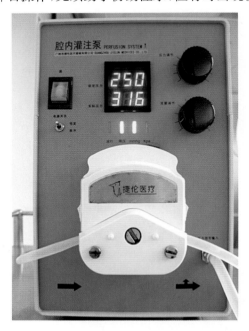

图 7-5-1 液压灌注泵

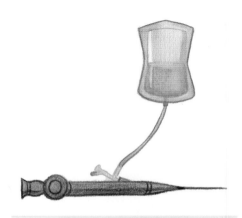

图 7-5-2 悬挂吊带灌注

【加压悬挂吊带灌注】

分人工加压(图 7-5-3)以及束带加压(图 7-5-4)两种。尽管束带加压灌注节省了人力,但是很难控制其灌注流量以及压力,因此较少被应用。

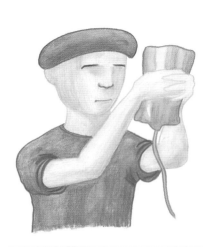

图 7-5-3 人工加压悬挂吊带灌注

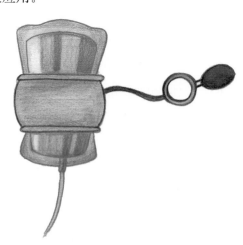

图 7-5-4 束带加压悬挂吊带灌注

【注射器人工灌注】

经软镜的工作通道，接入延长导管（图 7-5-5），助手使用注射器经延长导管匀速推注生理盐水。此法灌注入软镜的水压波动幅度较小，使小结石的活动度减小，而且根据手术需要调整进水量和进水压力。

【悬挂吊带和注射器联合灌注】

联合应用悬挂吊带和注射器灌注（图 7-5-6），平常使用悬挂吊带，视野不清时使用注射器人工灌注。我们设计了单向阀三通应用于联合灌注，使其变得更加简单而有效。

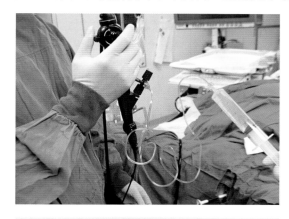

图 7-5-5　注射器人工灌注

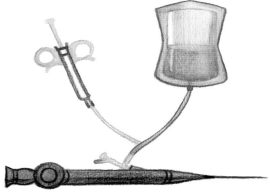

图 7-5-6　悬挂吊带和注射器联合灌注

【操作、器械对灌注流量的影响】

- ◆　软镜的弯曲对灌注流量没有影响。
- ◆　不同口径的操作器械，可使灌注流量由 62.24%（1.5Fr）减少至 99.1%（3.0Fr）。
- ◆　273μm 激光纤维可使灌注流量流少 53.7%。
- ◆　200μm 激光纤维可使灌注流量由 50ml/min 减少至 28ml/min。
- ◆　3.0Fr 的取石篮可使灌注流量由 50ml/min 减少至 2ml/min。
- ◆　导丝对灌注流量影响较小。

第六节　持镜与入镜

对于右利手的医生，标准的软镜持镜方法为：采用右手持镜，右手拇指负责控制软镜的中位键，来完成软镜先端部的背侧和腹侧弯曲（图 7-6-1）。一般情况下，对于欧洲版软镜，中位键的运动方向与先端部的弯曲方向相反，即中位键向下，先端部向背侧弯曲；中位键向上，先端部向腹侧弯曲。对于美国版软镜，中位键的运动方向与先端部的弯曲方向是相同的，即中位键向下，先端部向腹侧弯曲；中位键向上，先端部向背侧弯曲。在中国市场上供应多为欧洲版输尿管软镜。左手负责软镜的前进与后退（图 7-6-2）。软镜的旋转，是由右手与左手共同旋转软镜镜体来完成的（图 7-6-3）。

置入输尿管软镜的方法有导丝引导下直接进镜法和经输尿管通道鞘进镜法两种。

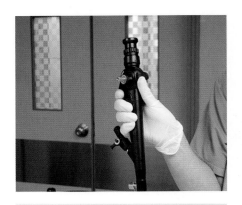

图 7-6-1　右手拇指控制软镜的中位键

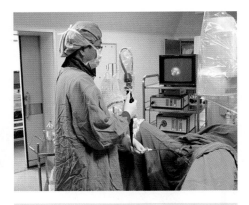

图 7-6-2　左手负责软镜的进退

【导丝引导下直接进镜法】

术前仔细分析患者 IVU 或逆行尿路造影，了解患侧输尿管走行、梗阻部位及程度，以便术中调节镜身位置及弯曲度。

在输尿管硬镜直视下，留置斑马导丝于患侧输尿管内，经输尿管软镜工作通道套入导丝，由助手固定。在 C 形臂 X 光机监视下，输尿管软镜沿工作导丝，从尿道置镜入膀胱，然后至患侧输尿管开口，加大灌注流量压力，术者左手握住输尿管软镜体部送镜进入，右手控制操作杆调节方向，保持视野清晰，沿着导丝逐步推进。进镜时术者常有一定程度紧束感，镜端穿过壁段后有明显"突破感"，随之可见黏膜光滑、管腔宽敞的输尿管腔，这是输尿管软镜通过壁段输尿管的重要标志。一旦通过壁段输尿管后应调低压力及流量，插入过程中，术者操作动作应轻柔，切忌粗暴用力。必须在直视下推进输尿管软镜，只有在看清输尿管管腔和导丝的情况下方可继续上镜，避免出现输尿管出血、穿孔等并发症（图 7-6-4）。

该方法虽然可节约手术成本，但可能降低软镜在肾盂、肾盏内的活动度，影响碎石成功率，且容易发生镜体损坏。

【经输尿管通道鞘进镜法】

留置输尿管扩张鞘，形成一个从尿道外口至输尿管的通道，输尿管软镜直接经扩张鞘进入扩张鞘的末端，到达输尿管上段或肾盂（图 7-6-5）。

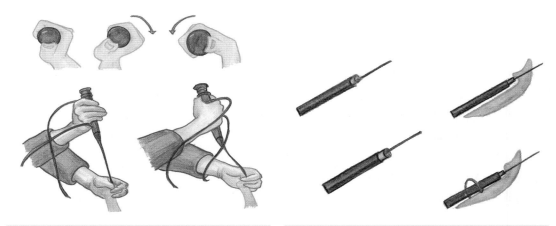

图 7-6-3　软镜旋转　　　　　　　　　　　图 7-6-4　导丝引导下直接进镜法

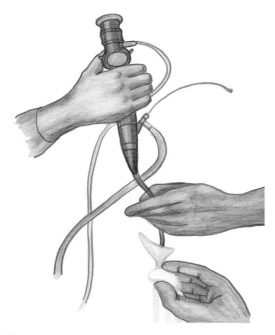

图 7-6-5　经输尿管扩张鞘进镜法

第七节　术中定位与目标肾盏的寻找

术中定位与目标肾盏的寻找包括软镜下直接寻找目标肾盏和 C 形臂 X 线监视下寻找目标肾盏两种方法。推荐两种方法结合进行目标肾盏的寻找。

【软镜下直接寻找目标肾盏】

输尿管软镜先寻找肾盂，然后结合静脉尿路造影中肾盂肾盏的分布，依次寻找肾上盏、肾中盏及肾下盏，直至找到目标肾盏为止（图 7-7-1）。此法可减少术者和患者的 X 线暴露，但可能出现迷失方向和遗漏目标肾盏的情况，尤其是对于初学者容易出现。一般来说，对于右手持镜者，输尿管软镜检查左肾时，逆时针旋转软镜，即可以观察到左肾上、中、下盏；如果检查右肾时，向顺时针旋转软镜，即可以观察到右肾上、中、下盏。

【C 形臂 X 线监视下寻找目标肾盏】

在 C 形臂 X 线监视下，通过大剂量静脉肾盂造影或经过软镜内注入造影剂，显

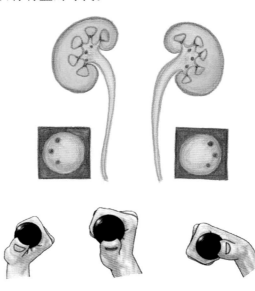

图 7-7-1　软镜下直接寻找目标肾盏

示肾盂肾盏的分布情况,通过活动软镜,进入 X 线所显示的目标肾盏(图 7-7-2)。此法让术者和患者存在 X 线暴露,但可指明软镜与目标肾盏的相对关系。

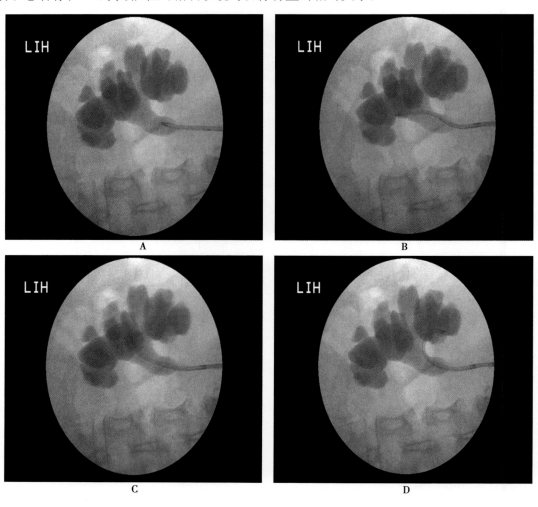

图 7-7-2 C 臂 X 线监视下寻找目标肾盏

A. 软镜到达肾盂 B. 软镜到达肾上盏
C. 软镜到达肾中盏 D. 软镜到达肾下盏

第八节 碎 石 操 作

将输尿管软镜通过扩张鞘或直接到达预定目标,进行激光碎石。若输尿管结石原位难以碎石,可将结石推入肾盂再行碎石。碎石功率应由小到大,以求最佳效果。碎石时起始功率一般为 0.6J/6Hz。脉冲能量若>1.0J,有可能使结石移位或碎裂为几大块,需重新寻找结石而减慢碎石速度,降低碎石效率。能量设置低时可增加频率以弥补其不足,能量逐步增加至 1.0J 后,将频率逐步增加,最大功率最好控制在 30W 以下。碎石时光导纤维的顶端一定要直抵结石,以免损黏膜或导致穿孔。碎石过程通常采用"蚕食"式,即采用高频低能方式

（如0.6J/35Hz）从结石边缘开始，用光纤抵住结石并与结石成一定角度，逐层粉碎结石（图7-8-1，图7-8-2）。对于坚硬的结石，可采用高能低频方式（如1.0J/20Hz）先把结石切割成几小块（图7-8-3），然后用"爆米花"式把结石进一步粉碎（图7-8-4）。碎石过程中在保证视野清晰的情况下，冲洗液压力一般在200～300mmHg，压力过高或流速太快易造成结石移位。

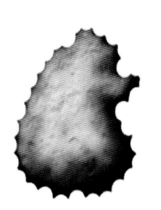 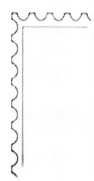

图7-8-1　"蚕食"式碎石模式图（一）　　　　　图7-8-2　"蚕食"式碎石模式图（二）

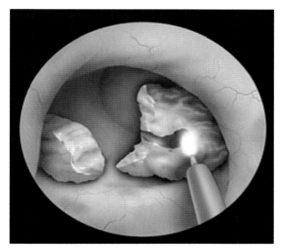 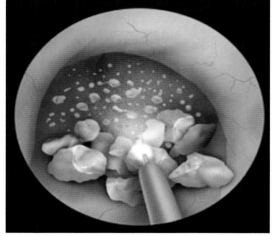

图7-8-3　把结石切割成几小块　　　　　　　图7-8-4　把碎石进行"爆米花"式击碎

【激光纤维的选用】

使用输尿管软镜时若选用200μm的激光纤维，其对软镜的弯曲度影响较小，可进行肾脏上中下盏的碎石。若选用273μm以上的激光纤维，使软镜的弯曲度减少4.44%～10.21%。若选用365μm以上的激光纤维，使软镜的弯曲度较大，可能只能处理肾上中盏结石（图7-8-5）。

【激光纤维固定器的使用】

激光纤维固定器可限制碎石过程中光纤的移动，保持光纤末端与软镜先端部的距离，防止光纤击穿工作通道(图 7-8-6,图 7-8-7,图 7-8-8,图 7-8-9)。

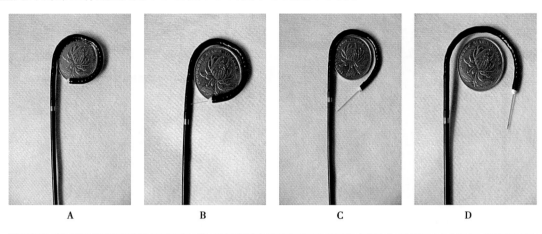

A   B   C   D

图 7-8-5 激光纤维对软镜弯曲度的影响

A. 自然状态 B. 置入超细光纤 C. 置入 200μm 光纤 D. 置入 365μm 光纤

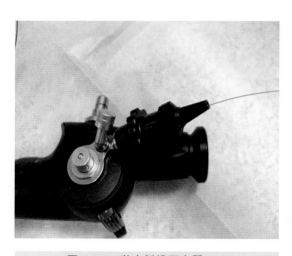

图 7-8-6 激光纤维固定器(一)

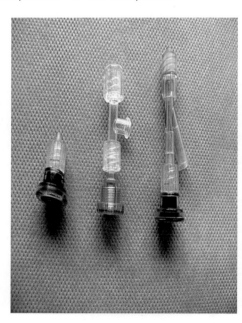

图 7-8-7 激光纤维固定器(二)

【肾下盏结石移位技巧】

使用输尿管软镜处理肾下盏结石时,往往需要把软镜调节至最大弯曲状态。长期处于最大弯曲状态的软镜容易被损坏。为了更好的保护软镜,推荐使用肾下盏结石移位技巧:进入肾下盏碎石时,让激光纤维深深陷入结石内,借助软镜的移动把结石牵拉至肾盂或肾上盏。(图 7-8-10)

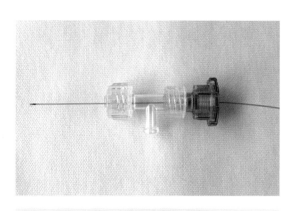

图 7-8-8　激光纤维固定器(三)

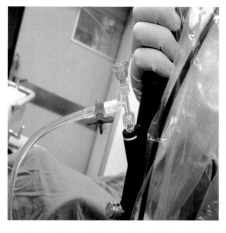

图 7-8-9　激光纤维固定器(四)

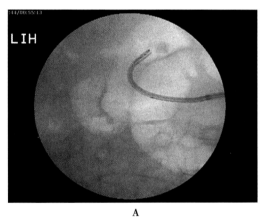

A

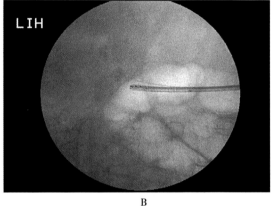

B

图 7-8-10　肾下盏结石移位技巧

A. 寻找到肾下盏结石　B. 把结石迁移至肾盂

第九节　取石操作

经钬激光击碎的适当大小结石,可通过取石篮取出。选择合适的取石篮,有助于加快取石速度。

【取石篮的选择】

采用 1.5F~2.4F 的无头镍钛合金取石篮对软镜的弯曲度影响不大,2.4F 以上的取石篮对软镜的弯曲度影响较大(图 7-9-3)。

【取石篮困难取出的对策】

如果碎石太小,取石篮难以抓获;碎石太大,碎石无法通过输尿管或扩张鞘。结石太大无法取出时,切忌用力强行取出,以免输尿管损伤,应在相对宽阔的肾盂或肾盏内松开取石篮,再用钬激光击碎后取出(图 7-9-2)。当然也存在取石篮无法退回相对宽阔处的情况,如果使用可拆卸取石篮,可以卸取网篮末端,用钬激光击碎结石后再取出(图 7-9-3)。

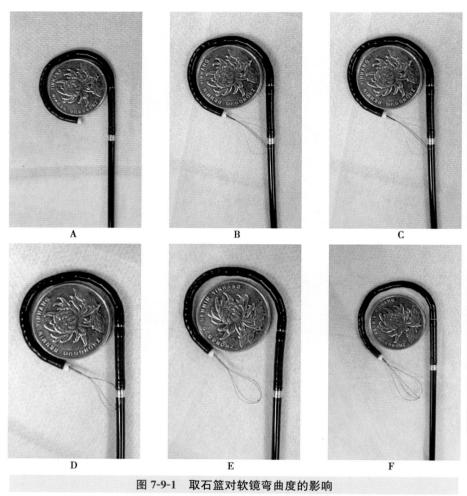

图 7-9-1　取石篮对软镜弯曲度的影响

A. 没有网篮　B. F1.5 网篮　C. F1.7 网篮
D. F2.2 网篮　E. F2.4 网篮　F. F3.0 网篮

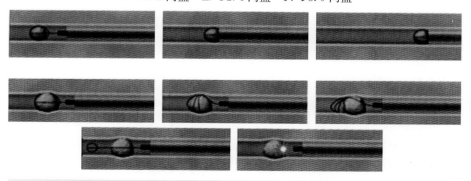

图 7-9-2　结石过大，无法取出时，可把取石篮退回相对宽阔处，
再松开取石篮，把结石重新击碎

　　碎石后，不必以取石篮取尽所有的碎石，通常取 2～3 枚，做结石成分分析。术后须密切随访，结石清除率以术后 3 个月计算，最好 CT 扫描评价结石的清除率。

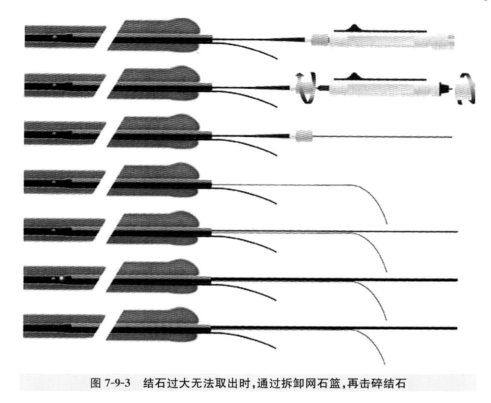

图 7-9-3　结石过大无法取出时，通过拆卸网石篮，再击碎结石

第十节　其他治疗操作

【输尿管软镜检查术】

输尿管软镜检查术主要应用于血尿待查、影像学检查怀疑肾脏集合系统占位病变、肾结石碎石术前常规检查等。通常按照肾盂、肾上盏颈、肾上盏各组盏、肾中盏颈、肾中盏各组盏、肾下盏、肾下盏各组盏、输尿管上段的顺序进行。血块黏附部位通常为出血病灶的附近。尽管软镜对集合系统的观察范围较硬镜大，但仍然存在盲区难以观察，检查时可通过结合逆行肾盂造影帮助定位和寻找病灶。如果发现盲区存在病变，可改用弯曲度较大的软镜进行观察，或在软镜监视下采用经肾穿刺进入盲区观察。对于肿瘤组织的判断，可结合采用电子软镜下的 NBI 图像协助判断(图 7-10-1，图 7-10-2)

【输尿管软镜下取活检术】

输尿管软镜下取活检可采取三种方法：①直接用软镜的活检钳钳取：由于输尿管软镜工作通道为 F3.6，只能通过 F3 的活检钳，很难取到很大的组织，COOK 设计可拆卸活检钳解决了此难题，即拆除活检钳手柄，活检钳的牵引导线由软镜尖端部的工作通道逆行插入并穿出适配器，然后软镜和活检钳一期进入肾集合系统，对病变部位活检(图 7-10-3)。②对较游离的病灶，可用取石篮套取；③可在软镜用激光楔型切除病灶，再取活检钳或取石篮取出。Nd:YAG(钇铝石榴石晶体)激光的波长为 1064 nm，氧合血红蛋白对 Nd:YAG 激光的吸收较差。但其穿透深度可达 4mm 左右，因而能对较深部位的血管瘤发挥治疗作用。

采用 2.4～3.0Fr 活检钳可使软镜的弯曲度减少 30.7%～57.8%。

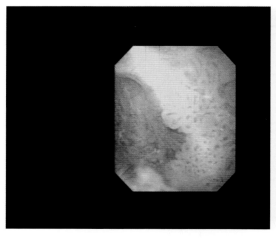

图 7-10-1 电子软镜下肾盂癌的普通图像

图 7-10-2 电子软镜下肾盂癌的 NBI 图像

【输尿管软镜下激光烧灼止血术】

输尿管软镜寻找到出血点后,置入激光纤维,把纤维对准出血点进行"地毯式"烧灼,避免往深处烧灼,以免加重出血。

【输尿管软镜下肾盂肿瘤烧灼治疗术】

孤立肾、肾功能不全、同期双肾肿瘤、手术风险高的移行上皮癌应考虑作保留肾单位的手术。对于局限性尿路上皮肿瘤,内镜的作用在于控制出血、减轻梗阻、尽可能保存功能性肾组织。钬激光参数设置(参考)为:能量 1.0~2.5J,频率 10~15Hz,功率 10~60W。

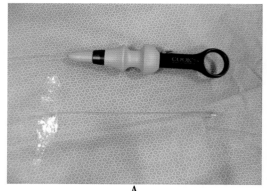

A

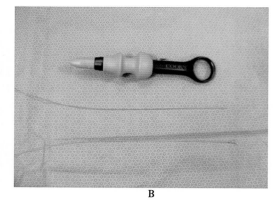

B

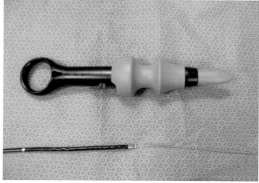

C

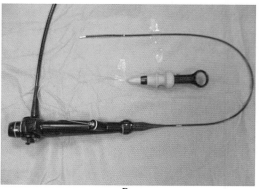

D

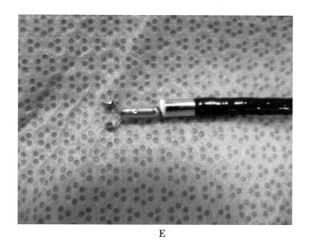

E

图 7-10-3　用活检钳取出组织（A,B,C,D,E）

A:活检钳　　B:活检钳手柄拆除　　C:牵引导线由软镜尖部工作通道逆行插入镜体

D:活检钳手柄已连接　　E:活检钳与软镜尖端局部放大图

一组 205 例患者的回顾性研究显示,内镜下治疗输尿管和肾盂肿瘤的复发率分别为 33% 和 31.2%。

【输尿管软镜下肾脏异物取出术】

偶见支架断端、激光纤维、导丝或网石篮残留在肾内,使用输尿管硬镜无法取出。通过输尿管软镜使用三抓钳或网石篮取出,随后观察尿道上皮的完整性,术后留置输尿管导管 2～3 天。

【输尿管软镜下肾盂输尿管连接部梗阻切开术】

对于大多数的肾盂输尿管连接部梗阻,可使用输尿管硬镜治疗。对于由开放手术造成输尿管扭曲、硬镜无法接近肾盂输尿管联接部时(图 7-10-4),可采用输尿管软镜进行治疗(图 7-10-5)。输尿管软镜进入 UPJ,到达 UPJ 梗阻的近端,可使用 200μ 或 365μ 激光纤维。

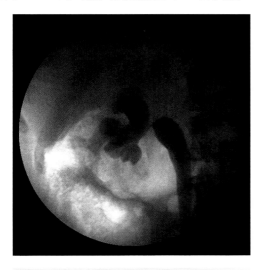

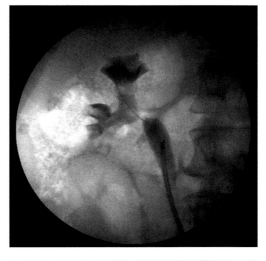

图 7-10-4　硬镜无法接近的 UPJ 梗阻　　　　　　**图 7-10-5　软镜接近 UPJ 梗阻处**

钬激光参数设置(参考)为:能量 1.0～1.5J,频率 10Hz,功率 10～15W。通常选择 UPJ 的后外侧进行切开,随着软镜往下移动,激光纤维切开 UPJ,反复进行软镜在 UPJ 移动,使 UPJ 切口深达脂肪层,延伸至正常输尿管壁。术中可经软镜注入造影剂,如果出现尿外渗表明切开了足够的深度。术后放置 7F～8F 双 J 管一根,或 5F～6F 双 J 管两根,放置 6～8 周。

第十一节　软镜退出与引流管的放置

碎石取石结束后,放置斑马导丝,沿导丝放置双 J 管。

放置导丝的方法有三种:①软镜直视下放置斑马导丝:把软镜退至扩张鞘内,或让软镜处于伸直状态,经工作腔道引入斑马导丝,把软镜退出至扩张鞘的上方,由助手负责推送斑马导丝,术者同时退出扩张鞘和软镜,同时观察输尿管壁损伤情况及输尿管内的碎石情况。②通过扩张鞘放置斑马导丝:软镜退出前把扩张鞘末端调整至肾盂水平,软镜退出后沿扩张鞘内放置斑马导丝。③通过输尿管硬镜放置斑马导丝:软镜碎石术后把软镜及扩张鞘同时退出,改用输尿管硬镜入镜,检查输尿管及肾盂情况,同时经硬镜放置斑马导丝。

(刘永达　曾国华)

参考文献

1. 孙颖浩,高旭,高小峰,等. 输尿管软镜下钬激光碎石术治疗肾盏结石. 临床泌尿外科杂志,2004,19:139-141.
2. 杨春,高小峰,周铁,等. 输尿管软镜钬激光碎石术治疗合并临床症状的肾盏憩室结石. 中华泌尿外科杂志,2013,33:16-18.
3. 叶利洪,李雨林,李王坚,等. 肾下盏解剖结构对输尿管软镜下钬激光碎石治疗肾下盏结石疗效的影响. 中华泌尿外科杂志,2013,34:24-27.
4. Cocuzza M,Colombo JR,Cocuzza AL,et al. Outcomes of flexible ureterscopic lithotrisy with holmium laser for upper urinary tract calculi. Int Braz J Urol,2008,34:143-149.
5. Hussain M,Acher P,Penev B,et al. Redefining the limits of flexible ureterorenoscopy. J Endourol,2011,25:45-49.
6. 程跃,施小东,胡嘉盛,等. 电子输尿管软镜下钬激光碎石术. 中国内镜杂志,2011,17:212-217.
7. Breda A,Ogunyemi O,Leppert JT,et al. Flexible ureteroscopy and laser lithotripsy for single intrarenal stones 2cm or greater:is this the new frontier?. J Urol,2008,179:981-984.
8. Monga M,Weilaand d,Pedro RN,et al. Intrarenal manipulation of flexible ureteroscopes:a comparative study. BJU Int,2007,100:157-159.
9. Bercowsky E,Shalhav AL,Elbahnasy AM,et al. The effect of patient position on intrarenal anatomy. J Endourol,1999,13:257-260.
10. Pasqui F,Dubosq F,Tchala K,et al. Impact on active scope deflection and irrigation flow of all endoscopic working tools during flexible ureterscopy. Eur Urol,2004,45:58-64.

第八章

输尿管软镜术的临床应用

输尿管软镜主要应用于治疗肾脏或输尿管上段结石。其次,它对于不明原因的血尿、肾脏集合系统或输尿管上段的占位性病变的诊断和治疗亦具有重要的临床价值。

第一节 输尿管软镜碎石术的临床应用

输尿管软镜碎石术是目前输尿管软镜技术最主要的临床应用之一。随着软镜和碎石技术的发展,输尿管软镜治疗上尿路结石的适应证也随之不断扩大。目前,2012欧洲泌尿外科指南明确指出:①肾下极<2cm结石;②ESWL定位困难、X线阴性肾盂、肾上极或肾中级<1.5cm结石;③坚硬结石(如草酸钙结石、胱氨酸结石等,不利于ESWL治疗),输尿管软镜碎石均可作为首选治疗方式。

以下介绍十六种常见疾病的治疗实例。

一、输尿管上段结石

输尿管上段结石由于其位置较高,结石上方输尿管扩张明显,若行输尿管硬镜碎石,常发生结石或结石碎块回冲入肾盂情况,如碎块较大则可发生再次嵌顿于输尿管导致尿路梗阻。针对此类结石患者可将结石推回肾盂或肾上盏后应用输尿管软镜下钬激光碎石,提高结石清除率。

以下几种情况的输尿管上段结石适合行输尿管软镜碎石术:①曾作ESWL失败者;②有胱氨酸结石病史;③嵌顿的输尿管上段结石;④BMI大于40的肥胖患者;⑤不适宜停止抗凝药物的患者;⑥不适合或不同意行采用经皮肾镜、腹腔镜或开放等手术者;⑦各种形式的尿流改道的输尿管上段结石。

病例:男,62岁,因"反复左腰酸不适2月余"就诊,B超、KUB(图8-1-1)及CTU(图8-1-2)提示左肾积水,左输尿管上段距肾盂输尿管连接部4.5cm处一大小约1.0cm结石。

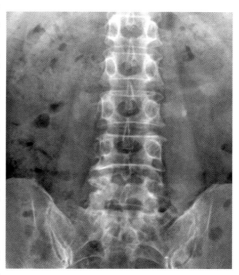

图8-1-1 KUB示左输尿管上段结石

术前2周提前放置左输尿管内双J管,行输尿管被动扩张(图8-1-3)。2周后于全麻下行左输尿管软镜钬激光碎石术,术中先将结石推入肾盂内,后在输尿管软镜下用钬激光将结石粉碎并抓取出,检查无结石残留后留置双J管,手术时间20分钟。术后复查KUB提示碎石疗效满意(图8-1-4)。

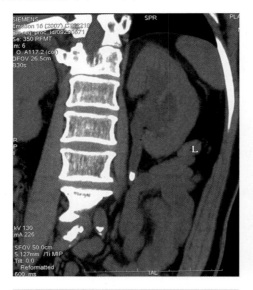

图 8-1-2 CTU 示左输尿管上段结石

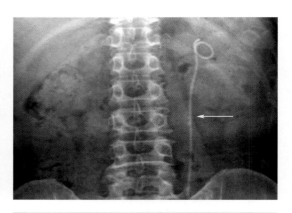

图 8-1-3 软镜术前 2 周放置双 J 管

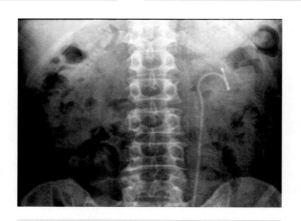

图 8-1-4 术后左输尿管上段结石消失

二、肾 盂 结 石

肾盂结石可采取体外震波碎石术、输尿管硬镜碎石＋体外震波碎石术、输尿管软镜碎石术、经皮肾镜取石术、腹腔镜肾盂切开取石术、开放肾盂切开取石术等方法。以下情况的肾盂结石,适合行输尿管软镜碎石术:①质地较硬;②嵌顿的肾盂结石;③曾用 ESWL 或输尿管硬镜的效果不佳者;④BMI 大于 40 的肥胖患者;⑤不适宜停止抗凝药物的患者;⑥不适合或不同意行采用经皮肾镜、腹腔镜或开放手术者。

病例:男,34 岁,因"右腰部隐痛 1 年余"就诊。2 周前曾行 ESWL 术结石未被击碎。KUB(图 8-1-5)、IVU(图 8-1-6)及 CTU(图 8-1-7)提示右肾轻度积水,右肾盂一枚大小约

1.8cm 结石。

于全麻下行左输尿管软镜钬激光碎石术,术中在输尿管软镜下用钬激光将结石粉碎并抓取出,检查无结石残留后留置双 J 管,手术时间 40 分钟。术后复查 KUB 提示碎石疗效满意(图 8-1-8)。

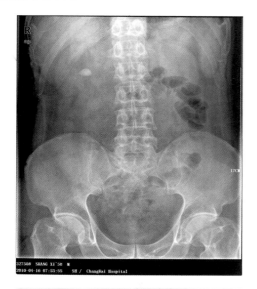

图 8-1-5　KUB 示右肾盂结石

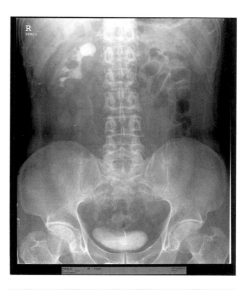

图 8-1-6　IVU 示右肾盂结石并右肾轻度积水

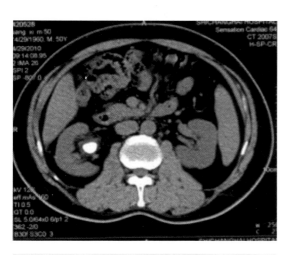

图 8-1-7　CT 示右肾盂结石并右肾轻度积水

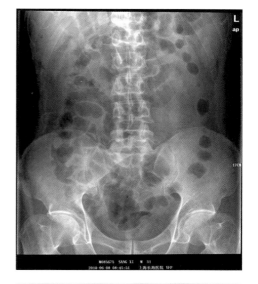

图 8-1-8　术后 KUB 示右肾盂结石消失

三、肾脏下极结石

与肾盂、肾上极和肾中极结石不同,肾脏下极结石由于位置特殊,ESWL 治疗后结石碎块较难自行排出,因此疗效往往不佳。对此,2012 欧洲泌尿外科指南已明确提出,对于肾脏下极结石(<2cm),输尿管软镜碎石可作为首选治疗方式。

病例:男,46岁,因"体检发现左肾结石2周"就诊,B超、KUB(图8-1-9)、IVU(图8-1-10)及CT(图8-1-11)提示左肾下极大小约2.8cm结石。术前2周提前放置左输尿管双J管,行输尿管被动扩张。2周后于全麻下行左输尿管软镜钬激光碎石术,术中先用套石篮将结石套入上盏内,后用钬激光将结石粉碎并抓取出,检查无结石残留后留置双J管,手术时间65分钟。术后复查KUB提示碎石疗效满意(图8-1-12)。

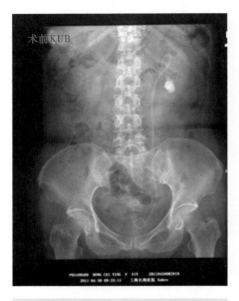 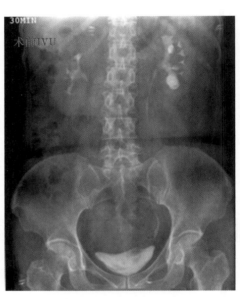

图 8-1-9　KUB 示左肾下盏结石　　　　　　图 8-1-10　IVU 示左肾下盏结石

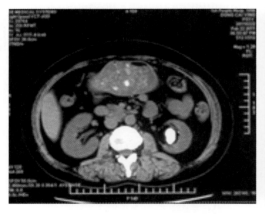

图 8-1-11　CT 示左肾下盏结石

四、肾脏多发结石

虽然欧洲和美国泌尿外科指南均将 ESWL 作为<2cm 肾脏结石的首选治疗方式,但是对于多发结石,ESWL 清除率仅为 50% 左右,较单发肾结石清除率显著降低(Preminger,Tiselius et al. 2007)。文献报道,对于多发肾结石总负荷<2cm,输尿管软镜钬激光碎石清

除率可达到 79%～100%；结石总负荷＞2cm，结石清除率也达到 85.1%。因此，输尿管软镜下钬激光碎石也是肾脏多发结石的有效治疗方式（Breda，Ogunyemi et al. 2009）。

例：男，58 岁，因"发现左肾结石伴反复血尿 5 月"就诊，B 超、CT（组图 8-1-13）及 KUB（图 8-1-14）提示左肾多发结石，最大一枚结石位于肾盂开口处，大小约 2.2cm，下盏多发小结石。

因患者曾有左肾结石自然排出史，考虑左输尿管径较粗，故无提前置入双 J 管行被动扩张。全麻下行左输尿管软镜钬激光碎石术，术中先检查肾盂肾盏各处，见结石共 4 颗，先以钬激光将 3 颗较小结石击碎，后处理最大结石。彻底碎石后将结石碎块用三角及网状套石篮抓取出。检查无结石残留后留置双 J 管，手术时间 1 小时。术后复查 KUB 提示碎石疗效满意，无结石残留（图 8-1-15）。

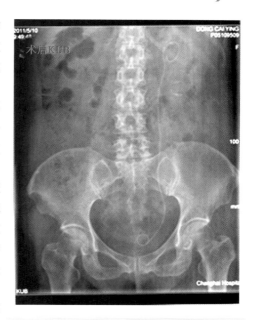

图 8-1-12　术后 KUB 左肾下盏结石

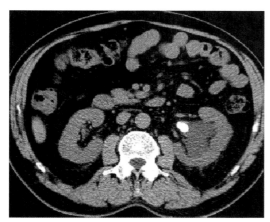
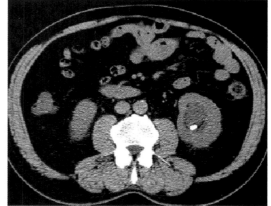
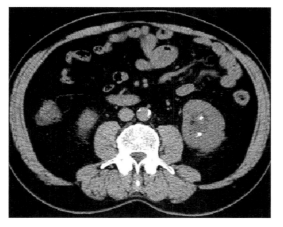

图 8-1-13　术前 CT 平扫示左肾多发性结石

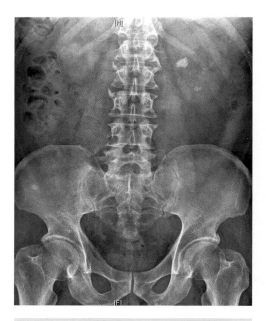
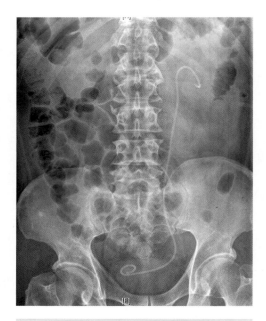

图 8-1-14 术前 KUB 示左肾多发性结石　　　　图 8-1-15 术后 KUB 示左肾结石消失

五、移植肾输尿管结石

移植肾输尿管结石是一类特殊的孤立肾结石。虽然移植肾位置表浅,便于行 PCNL 手术穿刺治疗,但如果发生严重出血,DSA 栓塞后可能导致肾功能下降,严重可能导致移植肾失功能。对于此类患者,输尿管软镜钬激光碎石术不失为一种安全的治疗方式。

病例:女,55 岁,因"肾移植术后 6 年,发现移植肾积水 2 月"就诊,B 超、CT(图 8-1-16)及 KUB(图 8-1-17)提示移植肾输尿管结石,大小约 0.4cm。

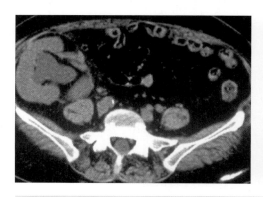
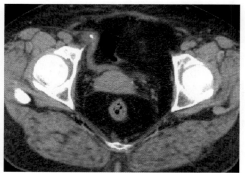

图 8-1-16 术前 CT 提示移植肾输尿管结石

术前 2 周提前放置双 J 管,行移植输尿管被动扩张。因移植肾输尿管膀胱开口位置特殊,输尿管走形迂曲,因此采用输尿管软镜钬激光碎石术。术中先将结石推入肾盂内,后用钬激光将结石粉碎并抓取出,检查无结石残留后放置双 J 管,手术时间 30 分钟。术后复查 KUB 提示碎石疗效满意(图 8-1-18)。

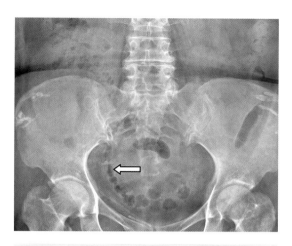

图 8-1-17 KUB 示移植肾输尿管结石

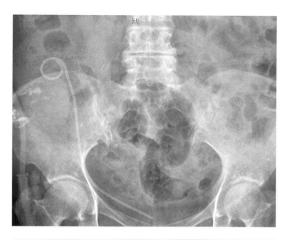

图 8-1-18 术后 KUB 移植肾输尿管结石

六、肾脏鹿角形结石

长期以来,PCNL 是治疗>2cm 肾结石首选治疗方式,尤其是鹿角形结石,一直是输尿管软镜碎石的禁区。近来不少学者尝试输尿管软镜治疗肾脏鹿角形结石发现,通过 1～3 次手术,碎石成功率可达 54%、79% 和 92%;虽然单次手术结石清除率低于 PCNL,但安全、微创的特点使得输尿管软镜碎石仍是部分>2cm 肾结石特殊病患有效的治疗方式(Bader,Gratzke et al. 2010)。

病例:男,57 岁,因"左侧腰酸不适 5 月"就诊,B 超、KUB(图 8-1-19)及 CT(图 8-1-20)提示左肾不完全鹿角形结石,大小约 4cm。因患者造影剂过敏,无法行 DSA 检查,而放弃 PC-NL,选择软镜碎石术(图 8-1-21)。

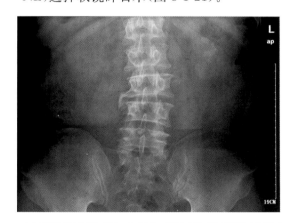

图 8-1-19 KUB 示左肾鹿角形结石

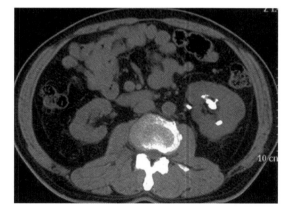

图 8-1-20 CT 示左肾鹿角形结石

术前 2 周提前放置双 J 管,行左侧输尿管被动扩张(图 8-1-21)。2 周后于全麻下行左输尿管软镜钬激光碎石术,术中用钬激光将结石粉碎并用套石篮取出,检查无结石残留后留置双 J 管,手术时间约 2 小时。术后复查 KUB 提示碎石疗效满意(图 8-1-22)。

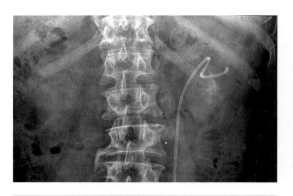

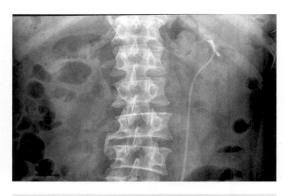

图 8-1-21 留置双 J 管作被动扩张　　　　图 8-1-22 术后 KUB 示左肾结石消失

七、孤立肾结石

众所周知,采用经皮肾镜术治疗孤立肾结石的手术风险极大。采用输尿管软镜治疗孤立肾结石最大的优点是手术风险较小,对于结石体积相对小的患者尤其适合,对于结石体积较大的患者采用分期软镜碎石术亦是一个良好的选择。

病例:男,47 岁,因"右腰痛 1 周"就诊,既往有先天性左肾缺如病史,B 超、CT(图 8-1-23)及 KUB 提示右肾盂肾下盏结石,大小约 3.5cm,右肾轻度积水。

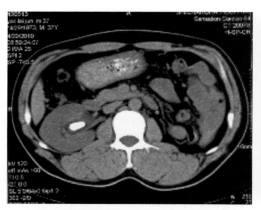

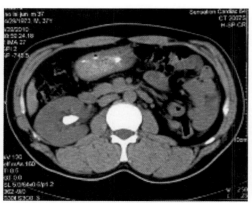

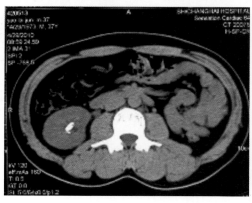

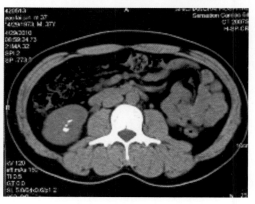

图 8-1-23 术前 CT 提示右侧孤立肾结石

术前 2 周提前放置双 J 管,行右侧输尿管被动扩张(图 8-1-24)。2 周后于全麻下行左输尿管软镜钬激光碎石术,术中用钬激光将结石粉碎并用套石篮取出,检查无结石残留后留置双 J 管,手术时间约 2 小时。术后复查 KUB 提示碎石疗效满意(图 8-1-25)。

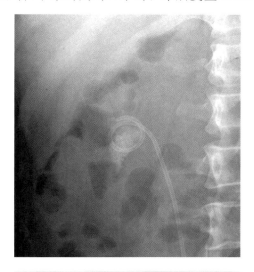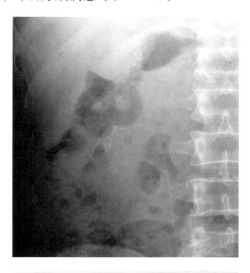

图 8-1-24　KUB 提示右侧肾盂肾下盏结石　　　图 8-1-25　术后 KUB 示右侧孤立肾
　　　　　　(放置双 J 管被动扩张)　　　　　　　　　　　　　结石已消失

八、肾盏憩室结石

肾盏憩室结石可通过经皮肾镜术或输尿管软镜术进行处理。无论用何种方法,治疗应达到去除结石、拓宽憩室颈、处理憩室壁三个目的。输尿管软镜适合处理肾上盏、中盏能观察到憩室颈的肾盏憩室结石。肾下盏憩室往往由于角度过大,软镜无法到达憩室颈。因此,输尿管软镜治疗肾盏憩室结石的最佳适应证为:①肾上、中盏憩室;②结石大小 < 1cm;③憩室颈短。

病例:男,52 岁,因"双侧腰痛 1 年余"就诊,KUB(图 8-1-26)及 IVU(图 8-1-27)提示右肾上盏憩室结石(0.8 * 0.6cm),左肾盂结石,大小约 1.5cm,左肾轻度积水。

术前 2 周提前放置双 J 管,行双侧输尿管被动扩张(图 8-1-28)。2 周后于全麻下行左输尿管软镜钬激光碎石术＋右侧上盏憩室颈切开、钬激光碎石术,术中见右肾上盏细小憩室颈(图 8-1-29),予用钬激光切开(图 8-1-30),并用钬激光将双肾结石粉

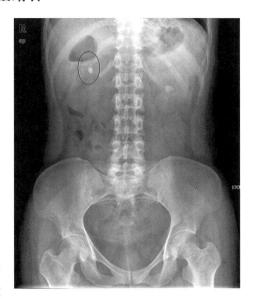

图 8-1-26　KUB 示右肾上盏憩室结石

左肾盂结石

碎并用套石篮取出,检查无结石残留后留置双侧双 J 管,手术时间约 2 小时。术后复查 KUB

提示碎石疗效满意（图 8-1-31）。

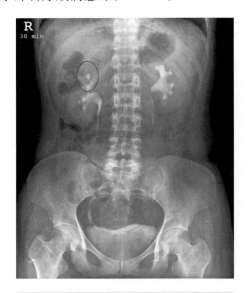

图 8-1-27　IVU 示右肾上盏憩室结石
左肾盂结石

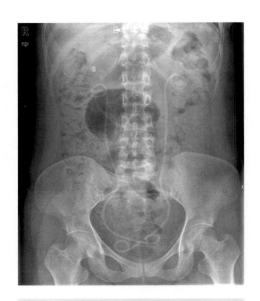

图 8-1-28　术前放置双侧双 J
管作被动扩张

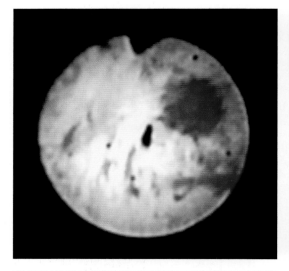

图 8-1-29　软镜下见右肾下盏狭窄的憩室颈

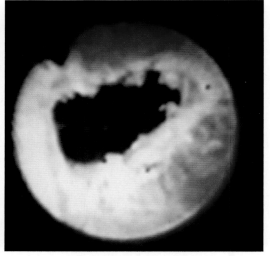

图 8-1-30　软镜下用钬激光切开左肾上盏憩室颈

九、盆腔异位肾合并肾结石

异位肾的发生是患者生长发育阶段肾脏下降异常的结果。异位肾发生的位置可在盆腔、髂骨旁、腰部、腹部、胸腔或者交叉异位，以盆腔异位肾最为常见。多数异位肾在解剖上都有旋转不良的因素，通常肾盂位置更靠前。腹部异位肾患者通常合并供血血管的畸形，供血血管通常起源于主动脉分叉和髂血管等部位。

异位肾周围通常有骨盆、肠管和髂血管等邻近重要器官包裹，行经皮肾镜手术容易误伤邻近的器官及肾血管。若行经皮肾镜取石术，有人推荐在用腹腔镜技术监视下进行。一般认为，异位肾并结石，当结石体积介于 1cm～1.5cm 时，可以尝试采用 ESWL 或输尿管软镜治疗。而当体积大于 1.5cm 时，可行分期软镜碎石术或经皮肾镜取石手术。

病例：男，61 岁，因"下腹部疼痛 1 年余"就诊，KUB、IVU 及 CT(图 8-1-32)提示盆腔异位肾，肾盂结石，大小约 1.5cm，异位肾无明显积水。

于全麻下行左盆腔肾结石输尿管软镜钬激光碎石术，用钬激光将盆腔肾结石充分击碎，用套石篮取出部分结石，留置双侧双 J 管，手术时间约 1 小时。术后 3 周复查 KUB 提示盆腔肾结石已消失(图 8-1-33)。

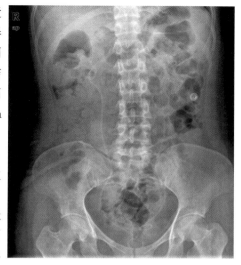

图 8-1-31 术后 KUB 示右肾上盏憩室结石及左肾盂结石消失

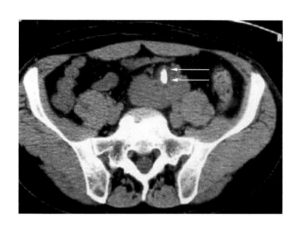

图 8-1-32 术前盆腔 CT 示盆腔异位肾并肾结石

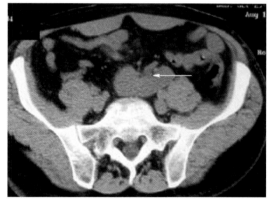

图 8-1-33 术后盆腔 CT 示盆腔异位肾并肾结石已消失

十、脊柱侧弯并输尿管上段结石

因为肾脏位于腹膜后并呈八字形列于脊柱两侧，输尿管主要行程也位于腹膜后，当有脊柱畸形时，不可避免地会对肾和输尿管产生推压，使上尿路的解剖状况发生不同程度的改变：肾脏空间位置发生旋转，肾脏周围脏器与肾脏的相对位置关系发生改变，输尿管形成"S"形弯曲。由于这种解剖学的改变，输尿管硬镜难以到达输尿管上段及肾盂，须输尿管软镜才能到达，尤其更适合于处理腰部凹陷一侧结石。

病例：女，35 岁，既往有小儿麻痹症、脊柱严重侧弯史，因"右腰部疼痛 1 年余"就诊，KUB(图 8-1-34)、IVU 提示右输尿管上段结石，大小约 1.2cm，右肾中度积水。

于全麻下行右输尿管软镜钬激光碎石术，术中把结石推入右肾，用钬激光将结石充分击碎,用套石篮取出部分结石,留置双侧双 J 管,手术时间约 40 分钟。术后 3 周复查 KUB 提示右肾内结石完全排出(图 8-1-35)。

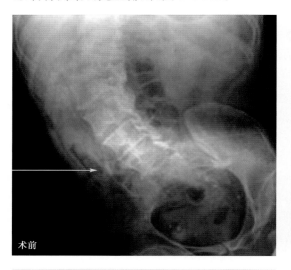

图 8-1-34　术前 KUB 示脊柱严重侧弯、右输尿管上段结石

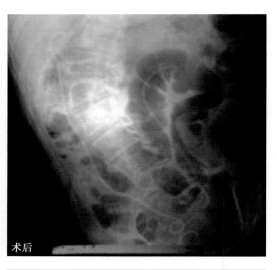

图 8-1-35　术后 KUB 示右输尿管上段结石已消失

十一、马蹄肾合并肾结石

马蹄肾为融合肾中最常见的一种,1521 年由 DeCarpi 解剖时首次发现,1820 年 Morgagni 首次描述马蹄肾。马蹄肾为两侧肾脏下极(占 95%),或上极融合而成。其融合部为峡部,由肾实质或结缔组织所构成。两侧肾各有独立的肾盂和输尿管,输尿管从腹侧跨越峡部下行入膀胱。因此,采用输尿管硬镜通常难以越过峡部进入肾盂,而且碎石可能难以通过输尿管跨越峡部处。较大的马蹄肾结石可采用经皮肾镜取石术,小于 2cm 的马蹄肾结石可采用输尿管软镜碎石取石术。

病例:男,41 岁,因"左腰部疼痛 1 年余"就诊,KUB(图 8-1-36)、IVU(图 8-1-37)及 CT(图 8-1-38)提示马蹄肾,左肾盂结石,大小约 2.0cm,左肾无明显积水。

于全麻下行左马蹄肾结石输尿管软镜钬激光碎石术,术中 14F 输尿管软镜鞘置入输尿管上段(图8-1-39),使用电子输尿管软镜进入肾盂(图 8-1-40),用钬激光将马蹄肾结石充分击碎,用套石篮取出部分结石,留置双侧双 J 管,手术时间约 1 小时。术后 3 周复

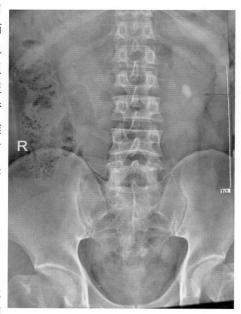

图 8-1-36　术前 KUB 显示马蹄肾合并左肾下盏结石

查 KUB 提示马蹄肾结石已消失(图 8-1-41)。

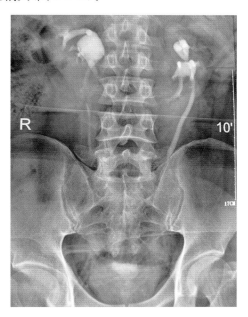

图 8-1-37　术前 IVU 显示马蹄肾
合并左肾下盏结石

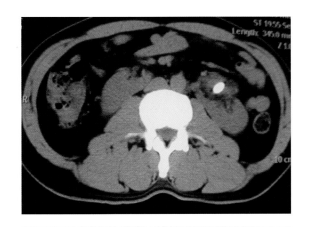

图 8-1-38　术前 CT 显示马蹄肾
合并左肾下盏结石

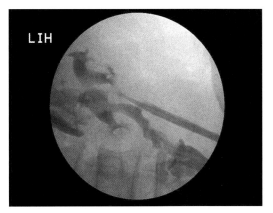

图 8-1-39　术中 X 线透视下把输尿管通
道鞘置入输尿管上段

十二、尿流改道术后输尿管狭窄并结石

在尿流改道后出现输尿管中下段梗阻时,如果无法找到输尿管开口时,须行经皮肾造瘘口入路顺行置入输尿管软镜处理输尿管梗阻或结石时使用。

病例:女,52 岁,既往 2 年前因"膀胱癌,右肾缺如"行"全膀胱切除＋回肠代膀胱术"。因"左腰部疼痛 2 月余"就诊,B 超提示左肾积水,予行"经皮左肾造瘘术",左肾造瘘管造影示"左输尿管回肠代膀胱吻合口狭窄并结石"(图 8-1-42)。

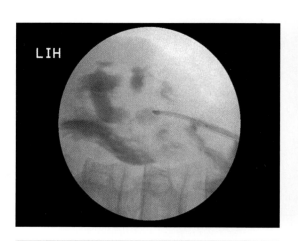

图 8-1-40 术中 X 线透视下输
尿管软镜进入左肾盂

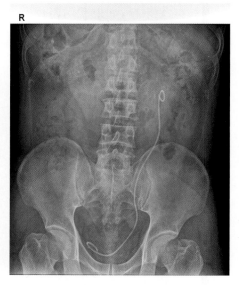

图 8-1-41 术后 KUB 显示左肾下
盏结石已消失

　　于全麻下行"经左肾瘘口顺行左输尿管软镜钬激光碎石＋置管扩张术",术中用钬激光将结石充分击碎,用套石篮取出部分结石,留置双侧双 J 管,手术时间约 80 分钟。术后复查 KUB 提示"左输尿管结石已消失,左侧上尿路放置双 J 管"(图 8-1-43)。

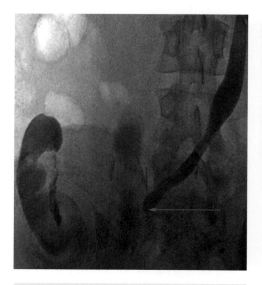

图 8-1-42 左肾造瘘管造影示"左输尿管
回肠代膀胱吻合口狭窄并结石"

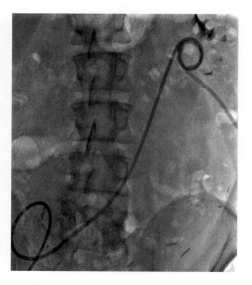

图 8-1-43 术后复查 KUB 提示"左输尿管
结石已消失,左侧上尿路放置双 J 管"

十三、伴有出血素质的上尿路结石

　　伴有出血素质的患者,如长期口服阿司匹林、氯格吡雷、华法林等抗凝药物,或血小板减少症、血友病等患者,如果采用经皮肾镜取石术或开放手术取石,手术引起出血的风险较大。对于服用抗凝药物的患者,如果停用相关抗凝药物,由停止抗凝药引起相关并发症的风险增加;对于血小板减少症或血友病的患者,可予以输注血小板或凝血因子,但输注后即使达到正常水平,很容易又下降至原来的水平。这类型的上尿路结石患者适合行输尿管软镜手术。

病例:男,72 岁,既往 5 年前因"冠状动脉硬化性心脏病"行冠状动脉支架植入术,术后长期口服"阿司匹林"和"氯格吡雷"抗凝治疗。因"右腰部疼痛 1 年余"就诊,KUB(图 8-1-44)、IVU 提示右肾多发性结石并右肾轻度积水,左肾萎缩。

于全麻下行右输尿管软镜钬激光碎石术,术中用钬激光将结石充分击碎,用取石篮取出部分结石,留置双侧双 J 管,手术时间约 80 分钟。术后 3 周复查 KUB 提示右肾内结石大部分排出(图 8-1-45)。

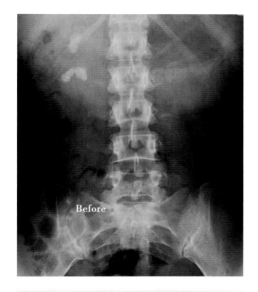

图 8-1-44　KUB 提示右肾多发性结
石并右肾轻度积水

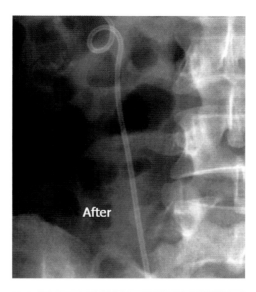

图 8-1-45　术后 KUB 提示右肾下盏
残留小结石,右侧双 J 管放置

十四、超级肥胖患者的上尿路结石

对于极度肥胖的患者(BMI>40)合并上尿路结石患者(图 8-1-46),如果采用 ESWL,可能出现无法定位,超声能量被吸收,ESWL 效果不佳等情况;如果采用 PCNL,穿刺扩张失败的风险较非肥胖者显著增加,即使多次 PCNL,结石清除率为 87%,并发症发生率高达 14%,输血率高达 21%。此类患者较适合行输尿管软镜碎石术,一次手术结石清除率为 70%,二次手术结石清除率为 85%,无须输血,并发症少。

十五、肾钙质沉着症

肾钙质沉淀症是钙质在肾组织内沉着,常为系统性、全身性疾病所致,所以为双侧肾发病。多发生于高血钙症,在甲状旁腺机能亢进、高氯血症状酸中毒和慢性肾盂肾炎时可见到,也可见于醛固酮增多症、肾小管酸中毒等。钙质主要沉淀在髓质内。

　　由于结石附着于肾乳头、肾盏黏膜下或者肾实质内,CT、超声、IVU 很难将其与普通肾结石进行鉴别,ESWL 亦不能将其清除干净。输尿管软镜结合钬激光能在直视下进行诊断(图 8-1-47)并进行处理,结石排净率高。

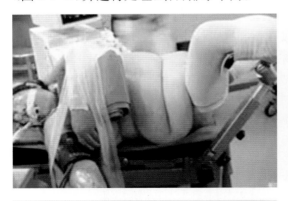

图 8-1-46　极度肥胖患者行输尿管软镜手术

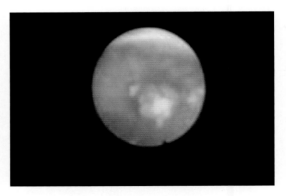

图 8-1-47　肾钙质沉着症

十六、PCNL 和 RIRS 联合治疗复杂性肾结石

　　部分复杂性肾结石遍布肾盂及各个肾盏,建立 2～3 个通道,甚至建立 7～8 个以上的通道,仍难以取尽所有的结石。建立通道越多,引起显著肾出血的机率越高,手术风险性越大,而且对肾脏功能损害越大。

　　对于这一类复杂性肾结石,国外专家常先建立 1～3 个通道,使用硬式肾镜取出所见的肾结石,然后再通过这些通道使用膀胱软镜处理硬镜无法到达的肾盏结石。这样可以减少建立通道的数量,但膀胱软镜难以到达与所建立的通道完全平行的肾盏。

　　国内专家尝试采用 PCNL＋RIRS(逆行输尿管软镜碎石术)或 PCNL＋RIRS＋PCNL 方法处理此类型结石,即先建立 1～3 个通道,使用硬式肾镜取出所见的肾结石,然后再通过逆行输尿管软镜术处理硬镜无法到达的残留肾盏结石,此法往往可以处理与所建立的通道完全平行的肾盏结石,取得良好的临床效果。

　　因此,未来复杂性肾结石的处理模式可能为 PCNL＋经瘘道膀胱软镜碎石＋RIRS＋PCNL。

　　病例:女,41 岁,因"左腰部疼痛 2 年余"就诊,KUB(图 8-1-48)、IVU(图 8-1-49)及 CT(图 8-1-50)提示左肾铸型结石,范围如 11.5cm＊8.5cm,遍布左肾盂肾盏,并有肾盏结构复杂,左肾盂肾盏无明显积水。

　　第一次手术于气管插管全麻下行左侧微通道经皮肾镜取石术。术中在 C 形臂 X 线定位(图 8-1-51,52)下在左侧腋后线与第 12 肋下 2.5cm 交界处进行肾下盏穿刺(图 8-1-53),在左侧腋后线后方 1.5cm 与第 12 肋下 1cm 交界处进行肾中上盏穿刺(图 8-1-54),分别用筋膜扩张器扩张至 18F,建立两个通道,通过 8/9.8F 输尿管镜进行气压弹道碎石,取出此两个通道所见结石(图 8-1-55)。

　　第二次手术于气管插管全麻下行左侧微通道经皮肾镜取石术(二期)。术中在 C 形臂 X 线定位下在左侧腋后线与第 12 肋上交界处进行肾上盏穿刺(图 8-1-56),用筋膜扩张器扩张至 18F,建立一个 18F 通道,通过 8/9.8F 输尿管镜进行气压弹道碎石,取出左肾上盏结石(图 8-1-57)。

第三次于气管插管全麻下行左肾残留结石输尿管软镜钬激光碎石术,术中 12/14F 输尿管软镜鞘置入输尿管上段,使用电子输尿管软镜进入肾盂,寻找各组肾盂残留结石(图 8-1-58,59,60,61,62),用钬激光将所见残留肾结石充分击碎,用套石篮取出部分结石,留置左侧双 J 管,手术时间约 1 小时。术后 1 周复查左肾盏结石已被击碎(图 8-1-63),术后 3 周复查 KUB 提示左肾三组盏残留小结石(图 8-1-64)。

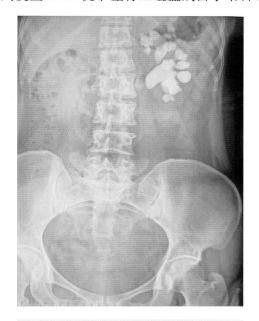

图 8-1-48　术前 KUB 示左肾复杂性结石

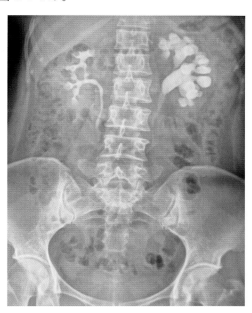

图 8-1-49　术前 IVU 示左肾复杂性结石

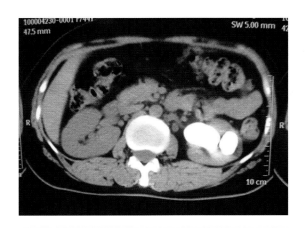

图 8-1-50　术前 CT 示左肾复杂性结石

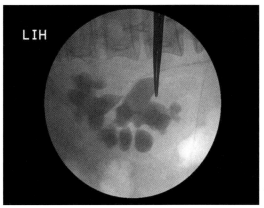

图 8-1-51　术中透视所见

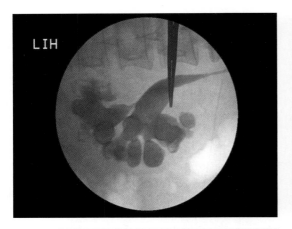

图 8-1-52 术中逆行插管造影所见

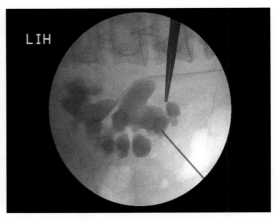

图 8-1-53 穿刺左肾下盏建立第一通道

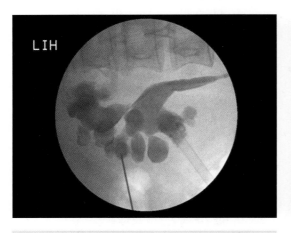

图 8-1-54 穿刺左肾中上盏建立第二通道

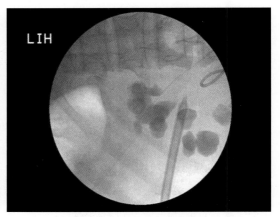

图 8-1-55 通过两个通道的取石情况

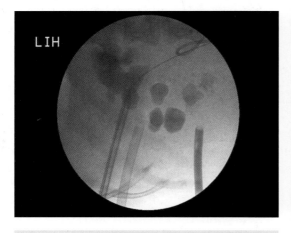

图 8-1-56 穿刺左肾上盏建立第三通道

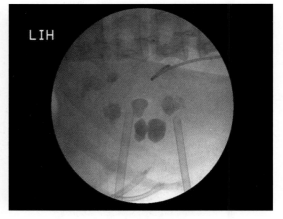

图 8-1-57 通过三个通道的取石情况

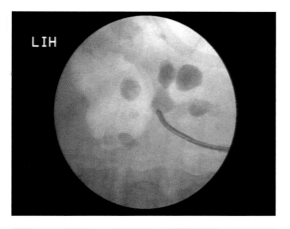

图 8-1-58　输尿管软镜到达肾盏 1

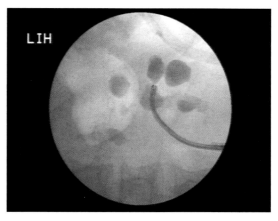

图 8-1-59　输尿管软镜到达肾盏 2

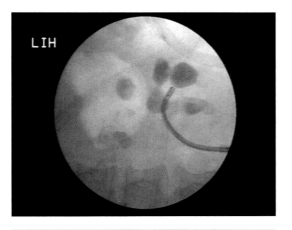

图 8-1-60　输尿管软镜到达肾盏 3

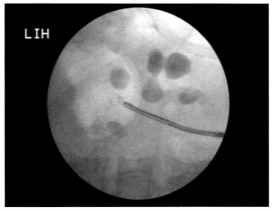

图 8-1-61　输尿管软镜到达肾盏 4

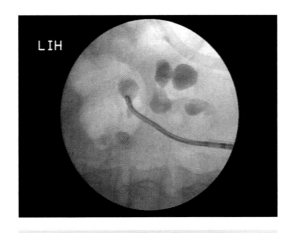

图 8-1-62　输尿管软镜到达肾盏 5

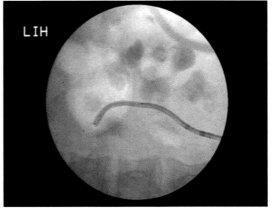

图 8-1-63　输尿管软镜到达肾盏 6

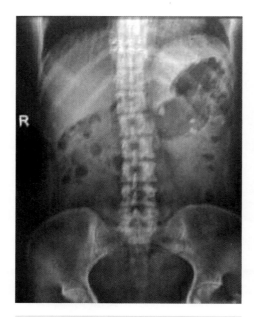

图 8-1-64 经皮肾镜联合软镜术后 KUB

第二节 输尿管软镜术诊治其他泌尿外科疾病

软镜镜检对于部分上尿路疾病的诊断与治疗也是输尿管软镜的常见临床应用之一。对于原因不明的特发性血尿镜检以及肾盂占位性病变组织活检,输尿管软镜镜检术有无可比拟的优势。

输尿管软镜镜检手术虽然可以在局部麻醉、静脉麻醉以及腰麻下进行,但术中如需行有创干预,患者呼吸动作引起的肾脏小幅度运动可能影响各种精确操作(如钬激光肿瘤烧蚀肾盂壁等),因此笔者推荐手术在全麻下进行,以便在需要精确操作时控制呼吸,适当延长屏气时间,减少对手术的影响。此外,为避免输尿管软镜手术后发生血尿导致膀胱内视野不清,输尿管软镜手术伊始须需行膀胱镜检以明确有无膀胱内病变可能。AUA 指南推荐的操作步骤是(图 8-2-1):

1. 在超软导丝的引导下,使用输尿管硬镜扩开输尿管膀胱开口,进镜并观察管腔至输尿管下 1/3 处后,将超软导丝伸出硬镜头端 2～3cm 后,留置导丝,退出输尿管硬镜。

2. 在 X 线透视引导下,沿超软导丝置入输尿管软镜,注意软镜不能超出超软导丝引导距离。当软镜到达导丝头端后,退出导丝,直视下,进镜并观察输尿管腔直至肾盂。如肾盂内视野模糊不清,可排空肾盂尿液行脱落细胞学检查,后用注射器推注等渗 0.9% 氯化钠溶液灌洗,在保持视野清晰的前提下,需注意控制肾盂内压力于 $20cmH_2O～40cmH_2O$ 间。

3. 集合系统的镜检需在 IVU/CTU 的提示下,按照肾盂、上盏、中盏、下盏的顺序进行,这样可避免在行中、下盏检查时软镜的被动弯曲弧擦伤上盏漏斗部黏膜,影响判断。检查完毕后还需要注入 1:1 稀释造影剂的灌洗液,X 线实时透视下检查有无集合系统遗漏部位。

4. 术中发现可疑病变或出血部位,需用活检刷、活检钳等器械行组织活检,后酌情行钬激光烧蚀。对于薄壁部位如肾盂壁肿瘤,可用组织穿透较浅的钬激光烧蚀以避免肾盂穿孔;对于基底较深的肿瘤可用组织穿透深的钕激光烧蚀,避免基底部肿瘤残留。如术中未行任何有创操作或输尿管口扩张,双J管可不予留置;如术中已行输尿管口扩张、肾盂肾盏病变激光烧蚀、止血等操作,则术后需留置 6-Fr 或 7-Fr 双J管 4~10 天。

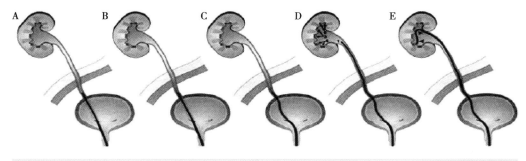

图 8-2-1　输尿管软镜检查术的步骤

一、特发性血尿

相较于输尿管软镜碎石术,特发性血尿行输尿管软镜检查的手术步骤和操作方式有明显不同。首先,肾脏集合系统不能有任何镜检遗漏部位;其次,软镜的镜体——尤其是镜头处——与肾盂肾盏的任何接触都会损伤黏膜,可能影响术中判断,因此有学者提出输尿管软镜检查"零接触操作"的概念,即"zero-touch technique/no touch technique"(Johnson,Portela et al. 2006)。上述因素对术者提出更高的操作要求。

另一个与输尿管软镜碎石术的不同之处是,输尿管软镜检查术通常不提前放置双J管行输尿管被动扩张,术中也尽可能避免行输尿管主动扩张或者将斑马导丝置入肾盂集合系统内,上述操作均可能导致肾盂黏膜上皮损伤,影响术中观察与判断。

Kumon 等(Kumon,Tsugawa et al. 1990)认为,对于特发性血尿患者,肾盂内灌注压增高可封闭小静脉壁以及小动脉瘤破裂出血部位,导致检查无阳性结果,因此主张输尿管软镜下每个肾盏都需要镜检 2 次:1 次维持肾盏内灌注压力,一次撤除肾盏内灌注压力,如此可提高病变检出率。Bahnson(Bahnson 1987)报道对特发性血尿行输尿管软镜检查,术中向肾盂内缓慢灌注 1‰ 硝酸银溶液 10ml 可快速止血,且术后随访 13 月无复发。遗憾的是上述报道样本量均较小,对于特发性血尿患者的输尿管软镜检查和治疗仍需要更大规模的前瞻性临床对照研究。

病例:女,40 岁,因"反复肉眼血尿 2 年"就诊,B超、KUB 及 CT 检查均未见明显异常。输尿管软镜检查发现位于肾脏下极肾乳头尖处微小动脉瘤形成,局部可见活动性出血点(图 8-2-2)。

二、肾盂尿路上皮癌的激光融蚀治疗

目前欧洲泌尿外科指南已明确指出:输尿管软镜治疗肾盂癌的绝对适应证包括:①孤立肾肾盂尿路上皮癌患者;②双侧发病的肾盂尿路上皮癌患者;③一般情况较差,无法耐受肾盂癌根治手术的患者;④肾功能严重不全,无法行一侧肾切除患者。相对适应证患者还包括:①单发病灶;②病灶<1cm;③病理活检提示低级别尿路上皮癌;④影像学检查呈黏膜浅表生长,无浸润性表现;⑤患者可接受术后高复发率并能承受相应治疗。对于符合上述条件

患者,输尿管软镜下激光烧蚀可作为肾盂癌治疗的替代治疗方案。

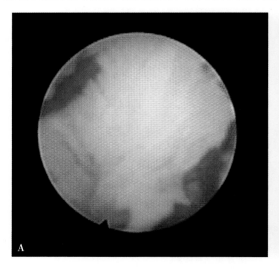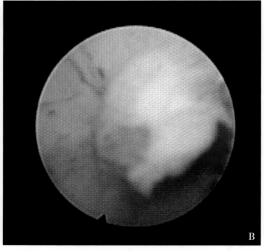

图 8-2-2 A,B 肾下极肾乳头尖部微小动脉瘤

但是,据统计输尿管软镜下激光烧蚀治疗肾盂癌患者肿瘤复发率可高达88%～94%,且中位复发时间约 10 个月,远高于行肾输尿管切除术患者(28%)(Margulis,Shariat et al. 2009);其中,肿瘤复发位于肾盂内的约占 64%(Daneshmand,Quek et al. 2003;Gadzinski,Roberts et al. 2010)。因此,对于拟行输尿管软镜下激光烧蚀治疗肾盂尿路上癌病例需严格把握适应证,术后密切行输尿管软镜复查。

病例:男,71 岁,因"双侧肾盂尿路上皮癌激光烧蚀术后 5 年,血尿 6 月"就诊,B 超、IVU(图 8-2-3)及 CT 检查(图 8-2-4)见左肾上盏内实性占位。

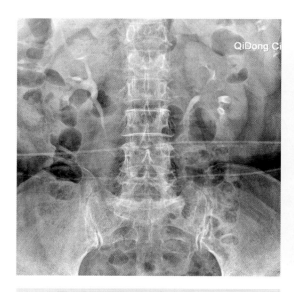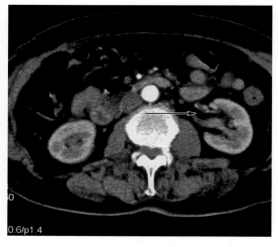

图 8-2-3　IVU 示左肾上盏充盈缺损　　　　图 8-2-4　CT 示左肾上盏充盈缺损

　　全麻下行双侧输尿管软镜检查术。右肾盂未见明显占位性病变复发；左肾上盏可见大小约 0.8cm 菜花样新生物（图 8-2-5），病理活检后行激光烧蚀术（图 8-2-6）。手术时间 30 分钟。

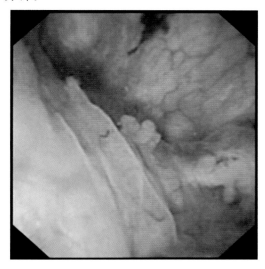

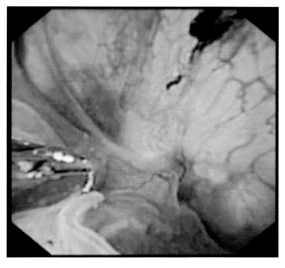

图 8-2-5　软镜见下左肾上盏新生物　　　　　图 8-2-6　软镜下激光烧灼术

（高小峰　曾国华　刘永达　李　凌）

参考文献

1. Bader MJ，Gratzke C，Walther S，et al. Efficacy of retrograde ureteropyeloscopic holmium laser lithotripsy for intrarenal calculi ＞2 cm. Urol Res，2010,38(5)：397-402.

2. Bahnson，R. R. Silver nitrate irrigation for hematuria from sickle cell hemoglobinopathy. J Urol，1987，137(6)：1194-1195.

3. Breda A，Ogunyemi O，Leppert JT，et al. Flexible ureteroscopy and laser lithotripsy for multiple unilateral intrarenal stones. Eur Urol,2009 ,55(5):1190-1196.

4. Hubert KC，Palmer JS. Passive dilation by ureteral stenting before ureteroscopy：eliminating the need for active dilation. J Urol,2005 ,174(3):1079-1080.

5. Johnson GB，Portela D，Grasso M. Advanced ureteroscopy：wireless and sheathless. J Endourol. 2006 Aug;20(8):552-555.

6. Kumon H，Tsugawa M，Matsumura Y，et al. Endoscopic diagnosis and treatment of chronic unilateral hematuria of uncertain etiology. J Urol,1990,143(3)：554-558.

7. Preminger GM，Tiselius HG，Assimos DG，et al. 2007 Guideline for the management of ureteral calculi. Eur Urol,2007,52(6):1610-1631.

8. Rehman J，Monga M，Landman J，et al. Characterization of intrapelvic pressure during ureteropyeloscopy with ureteral access sheaths. Urology,2003,61(4)：713-718.

第九章

输尿管软镜术的并发症及其防治

文献罕有单独报告输尿管软镜并发症的发生情况。输尿管镜术（包括硬镜和软镜）并发症的发生率为 9%～20%（包括发热和疼痛），其严重并发症的发生率为 2%～4%。

第一节　术中并发症

一、术中出血

术中出血的原因包括：①术前尿路感染未控制，存在炎症性出血；②检查过程水压过大，造成减压性出血；③硬镜、软镜、导丝、通道鞘、激光光纤损伤肾盂肾盏和输尿管黏膜或穿孔。肾盂肾盏的出血，即使是少量出血，难以通过软镜清除，可影响输尿管软镜的操作视野。因此要求软镜操作过程中的每一步均须严谨和细致。因术中出血影响操作视野时，应中止手术，放置支架引流，等待 5～7 天后二期手术。

二、输尿管黏膜下损伤并假道形成

当逆行插入导丝或输尿管导管，或使用硬镜入镜，或使用通道鞘进行扩张时，可刺破黏膜进入黏膜下层，造成输尿管黏膜下假道。输尿管黏膜下损伤是一种轻微损伤，只要退出导丝、导管、硬镜或扩张鞘，找到损伤处上方的输尿管腔，留置支架管即可，但支架管一定要越过损伤处。为避免输尿管损伤，插管动作要轻柔，遇到阻力时，不要强行推进；熟悉输尿管的走行特点，直视下入镜；放置通道鞘时，应确保导丝的位置正确，最好在 X 线监视下完成。

三、输尿管穿孔

术中输尿管镜的尖端、使用导管、导丝、扩张导管、激光光纤或网石篮，以及输尿管通道鞘的放置均可能穿透输尿管壁，造成输尿管穿孔（图 9-1-1）。进镜过程中见到淡黄色脂肪组织或灰白色蜘蛛网样的疏松组织，提示输尿管已穿孔。术中 C 形臂 X 线下造影可发现造影剂外溢（图 9-1-2）。若穿孔较小，尿外渗较轻，估计手术可在较短时间内完成，可继续手术。若穿孔较大，灌注液外渗过多，须中止手术，放置双 J 管引流，予以利尿处理，必要时穿刺或切开引流外渗尿液；若无法放置双 J 管，可改开放手术处理。

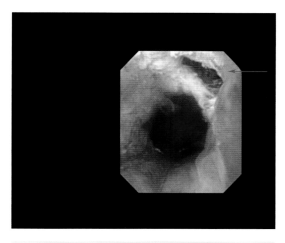

图 9-1-1 输尿管通道鞘致输尿管穿孔

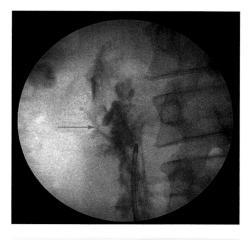

图 9-1-2 术中造影显示输
尿管穿孔导致尿外渗

四、低钠综合征

术中灌注压力太高、灌注时间长、使用低渗灌注液,灌注液通过肾盂-肾窦反流、淋巴反流、静脉反流进入体循环,造成低钠综合征,表现为烦躁、神志淡漠、血压升高,甚至昏迷。此时应立即给予利尿,监测生命体征,急查血电解质,纠正水电解质失衡。预防措施:①术中估计操作时间长,应尽可能使用口径相对较大的输尿管通道鞘,有利于灌注液的排出;②避免长时间使用灌注泵灌注,可改为手推式注水;③避免使用低渗灌注液;④估计一期难以处理的病变,如结石太大,应分期手术。

五、输尿管黏膜袖状剥离

如果应用较粗的输尿管镜,强行进镜或退镜,或者由于麻醉不充分、输尿管痉挛,或者因输尿管口径细小,使用过粗的扩张鞘进行扩张等原因可造成输尿管黏膜袖状剥离。术中见灰白色输尿管黏膜呈衣袖样剥离,遮盖输尿管腔,如果继续入镜,黏膜剥离面扩大。此时应避免继续入镜,放置双J管引流,1~2个月后拔管,黏膜或许自行愈合。剥离面大者,术后注意随访有无输尿管狭窄的发生。

六、输尿管撕脱

占所有输尿管手术并发症的0.5%,是一种灾难性的并发症。发生原因:①用套石篮套取过大的结石,套石篮易嵌顿,此时既不能取出结石又无法张开网石篮,强行拉出引起输尿管撕脱(图9-1-3);②已有输尿管穿孔,仍盲目进行输尿镜操作,引起输尿管完全断裂、撕脱。镜下见撕脱的输尿管随镜拉出,脱垂于膀胱内或体外,如出洞蚯蚓。一旦发现输尿管撕脱断裂,立即中止手术,改开放手术。对于输尿管下段撕脱,可行输尿管膀胱吻合术,如果缺损长,不能直接吻合,可行输尿管膀胱角吻合(图9-1-4)。对于输尿管中段撕脱,可行输尿管膀胱瓣吻合(图9-1-5)或患侧输尿管与对侧输尿管吻合。对于输尿管上段撕脱或缺损长的中段撕脱,可行回肠代输尿管术(图9-1-6)或自体肾移植术(图9-1-7)。若技术条件有限,无法行复杂的手术处理,可行肾穿刺造瘘。肾切除术仅适合于无法用开放手术修复的输尿管损伤或者损伤侧肾脏功能严重损害者。

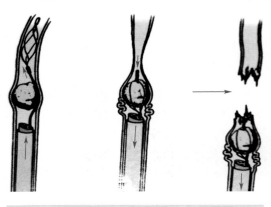

图 9-1-3 使用套石篮网取较大的结石导致输尿管断裂

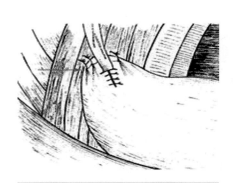

图 9-1-4 输尿管膀胱角吻合术

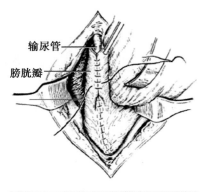

图 9-1-5 输尿管膀胱瓣吻合

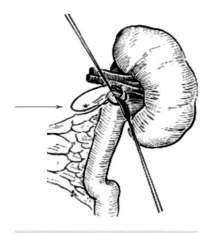

图 9-1-6 回肠代输尿管术

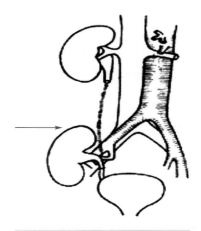

图 9-1-7 自体肾移植术

七、器械折断于腔道内

比较少见,一旦发现立即可尝试通过输尿管硬镜使用异物钳、或通过软镜使用套石篮取出。不能取出者,可通过经皮肾造瘘或开放手术取出。

八、放置支架管位置不当

输尿管软镜操作后,通常须放置双 J 管引流。偶尔可见输尿管支架管放置不佳,包括支架的头端没有放在肾盂内、支架末端没有放在膀胱内、支架中央折曲或打结、支架超越集合系统进入肾脏周围等(图 9-1-8)。主要原因为导丝放置位置不当、沿导丝推送导管时没有挺直导丝、沿导丝推送导管过深或过浅。预防方法:确保导丝的放置位置、沿导丝推送导管时须挺直导丝、注意导管的推送深度,必要时在 C 形臂 X 线监视下监测导丝和导管的位置。

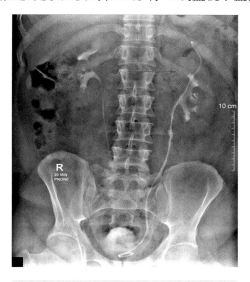

图 9-1-8　支架超越肾上极进入肾脏周围

第二节　术后早期并发症

一、术后出血

由于输尿管镜手术引起输尿管损伤导致出血不常见,也较少发展为血块堵塞输尿管和膀胱等严重情况。当出血进入肾脏或输尿管周围间隙,可导致肾周血肿或输尿管周围血肿。Sosa 报告输尿管术后严重出血占全部并发症的比例小于 0.5%。通常不需要特殊处理,但对威胁生命的出血可通过选择性动脉造影和栓塞术或开放手术解决。

二、疼　　痛

输尿管镜术后早期疼痛可能与手术时间长、尿外渗有关。由于输尿管软镜的手术操作时间通常较输尿管硬镜长,术后疼痛发生率相对较高。可口服解热镇痛药或可待因进行止痛处理，以上两种药物联合应用可能效果更佳。双 J 管放置亦可引起术后疼痛。El Faqih 等报告 29%～79% 留置双 J 管的患者可出现排尿困难和腰痛。

三、术后发热、尿路感染、尿源性脓毒症

输尿管软镜术后发热可能与术中灌注压高、灌注时间长引起的反流，尿外渗和尿路感染等因素相关。术前并发尿路感染，但未经过规则抗感染治疗，容易导致术后发热、尿路感染，甚至尿源性脓毒症的发生。预防措施：术前控制好尿路感染，术中灌注压力不应超过 $40cmH_2O$，尽可能缩短手术操作时间，术中若发现没有控制好的尿路感染灶，应提前中止手术，放置支架和尿管引流。术前控制尿路感染是预防术后发热、尿路感染和尿源性脓毒症最重要的环节，须引起临床医生的高度重视。

四、支 架 移 位

支架移位与支架选择太短、术中推送太深、患者术后活动过多有关。预防措施：选择合适长度的支架，支架膀胱端保留超过 3/4 圆周，术后减少腰部活动。

第三节　术后晚期并发症

一、输尿管狭窄

所有的腔内手术均可导致输尿管黏膜损伤或穿孔，最终导致输尿管狭窄或闭锁。其发生率为 0～10%。

发生原因：①输尿管穿孔部位发生灌注液外渗；②由结石嵌顿导致输尿管壁缺血；③输尿管支架压迫导致缺血；④结石嵌入输尿管壁导致炎症肉芽肿；⑤由于激光碎石对输尿管壁造成热损伤；⑥使用软镜的通道鞘造成输尿管壁的损伤。

治疗：腔内治疗包括导管扩张、球囊扩张、内切开术。Richter 等报告球囊扩张治疗输尿管狭窄，如果输尿管血供良好，短段狭窄的成功率为 89.2%，长段狭窄的成功率为 37.5%；如果血供较差，短段狭窄的成功率为 40%，长段狭窄的成功率为 16.7%。Wolf 等进行超过 1 年的随访，良性输尿管狭窄内切开的成功率高达 80%。如果腔内治疗失败，根据狭窄的位置和长度选择输尿管端端吻合术、输尿管膀胱角吻合术、输尿管膀胱瓣吻合术、回肠代输尿管术或自体肾移植术。对于难以用开放手术修复的输尿管或肾盂闭锁，可行腔内手术复通＋网状支架植入术（图 9-3-1）。

二、膀胱输尿管反流(Vesicoureteral reflux)

对于没有合并尿路感染的成人患者，输尿管镜术后膀胱输尿管反流的临床意不大。Garvin 和 Clayman 通过静脉肾盂造影和排泄性膀胱造影证实，把输尿管扩张至 24F，仅引起 0%～20% 的低级别的膀胱输尿管反流。术后双 J 管的留置也是膀胱输尿管反流的重要因素。而且，留置双 J 管的时间越长，膀胱输尿管反流越严重，可引起患侧的肾功能损害。Selmy 等研究了对猪行输尿管扩张后放置输尿管支架管与不放置输尿管支架管进行比较，4 周时两组均发生轻度反流，但在 7 周时，不留置支架管组没有反流发生，而留置支架管组

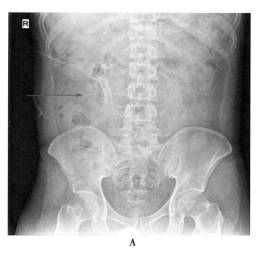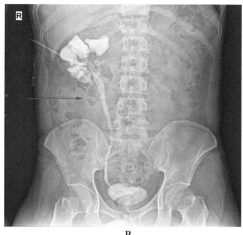

A **B**

图 9-3-1 右 UPJ 闭锁复通术后放置金属网状支架

A 腹部平片 B 右肾造瘘造影

100％发生中度反流。因此，只要病情允许，双 J 管应该尽早拔除。

三、输尿管石街形成

输尿管软镜下使用钬激光进行碎石所形成的结石碎片通常较小，术后形成输尿管石街(图 9-3-2)的概率较 ESWL 小，但文献难以找到软镜术后输尿管石街形成的发生概率。软镜术后输尿管石街形成的主要原因为存在未经充分击碎的结石碎片，残留结石碎片的数量过多，基质样结石碎块难以自行排出。处理方法包括药物排石治疗，ESWL 击碎较大的、影响石街排出的结石，必要时采用输尿管硬镜或软镜，甚至经皮肾镜术清除结石。预防方法：尽量击碎结石、避免较大结石碎石片残留；通过套石篮取出部分结石，减少残留结石量；较大结石的软镜手术，可通过分期手术；基质样结石尽可能通过套石篮取出，难以取出者改用经皮肾镜术取出。

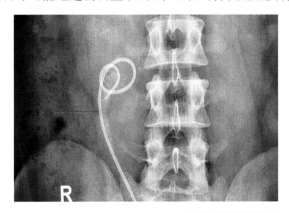

图 9-3-2 软镜术后输尿管石街形成

四、输尿管坏死(Ureteral necrosis)

输尿管坏死是一个罕见的并发症。输尿管坏死可能与输尿管黏膜撕脱，尿外渗，输尿管镜、导丝或导管经黏膜下穿越,通道鞘长时间压迫狭窄的输尿管,导致输尿管营养血管损伤等因素相关。预防方法:减少集合系统的损伤;减少尿液外渗;如果输尿管狭窄严重,可采用被动扩张1~2周后再进行操作。

(刘永达　袁　坚)

参考文献

1. Sosa RE, Bagley DH, Huffman JL. Complications of ureteroscopy. In: Hufman JL, Bagley DH,

2. El Faqih SR, Shamsuddin AB, Chkrabarti A, et al. Polyurethane intenal stents in treatment of stone patients: morbidly related to indwelling times. J Urol, 1991, 146: 1487-1491.

3. 魏辉, 梅骅. 医源性输尿管损伤后狭窄梗阻的手术治疗. 中华泌尿外科杂志, 2002, 23: 739-741.

4. 刘永达, 袁坚. 金属网状支架在继发性肾盂输尿管连接部梗阻中的应用. 中华泌尿外科杂志, 2004, 25: 554-556.

5. 刘永达, 袁坚, 李逊. 腔内泌尿外科技术治疗输尿管狭窄. 中华泌尿外科杂志, 2006, 27: 608-611.

6. Carey RI, Gomez CS, Maurici G. Frequency of ureteroscope damage seen at a tertiary care center. J Urol, 2006, 176: 607-610.

7. Radan S, Silbersein IK, Bagley DH. Ureteroscopic endoureterotomy. BJU Int, 2005, 95 (Suppl 2): 94-101.

8. Richter F, Irwin RJ Jr, Watson RA, et al. Endourological management of benign ureteral strictures with and without compromised vascular supply. Urology, 2000, 55: 652-657.

9. Wolf JS Jr, Elashry OM, Clayman RV. Long-term results of endoureterotomy of benign ureteral and ureteroenteric strictures. J Urol, 1997, 158: 759-764.

10. Garvin TJ, Clayman RV. Ballon dilation of the distal ureter to 24F: an effective method for ureteroscopic stone retrieval. J Urol, 1991, 146: 742-745.

11. Selmy GI, Hassouna MM, Begin LR, et al. Long-term effects of ureteric stent after ureteric dilation. J Urol, 1993, 150 (6): 1984-1989.

第十章

输尿管软镜术的围手术期护理

尽管输尿管软镜手术创伤小、安全性较高,但是围手术期的护理依然重要。本章主要介绍输尿管软镜术的术前护理、手术室护理、术后护理及健康宣教。

第一节 术 前 护 理

术前护理的重点包括全面评估患者身体状况,做好心理疏导及完善各项术前准备,使手术的危险性降至最低程度。

一、评估患者总体情况

做好入院评估。患者入院时除测量生命体征外,应全面了解患者既往的基础疾病及治疗情况,评估患者有无输尿管软镜手术的禁忌证,如未控制的泌尿道感染、严重的心肺功能不全及全身出血性疾病;女性患者月经史;药物使用情况(包括近期有无使用抗凝药物)等。既往结石手术史(包括开放手术取石、体外震波碎石术、输尿管镜取石术或经皮肾镜取石术等),有异常及时报告医生。

二、心 理 护 理

护理人员应充分评估患者对输尿管软镜技术的认知程度,根据患者的实际情况,给予患者及家属有个性化地、针对性地讲解手术的治疗原则、手术方法以及输尿管软镜技术的优越性和可靠性。对术后留置导尿管的患者如何自我护理,使患者能够以最佳的心理状态配合手术和治疗。

三、术 前 准 备

完善的术前准备是手术成功的基础。

(一)按外科手术患者常规准备

1. 呼吸功能锻炼　手术一般采用全身麻醉,有吸烟史的患者应督促其戒烟;及时治疗上呼吸道感染;术前练习并掌握深呼吸运动、有效咳嗽和排痰等方法。

2. 胃肠道准备　成人常规术前 12 小时禁食,术前 4 小时禁饮水;≤3 岁的小儿应术前 6 小时禁食,术前 3 小时禁饮水,术前 2 小时禁奶和果汁。向患者或低年龄患儿家长解释术前禁食禁饮的重要性,避免麻醉及术中发生呕吐反流和误吸。手术当天早上应用开塞露注肛排便,有习惯性便秘的患者应提前做好排便工作。

3. 做好其他常规准备 如皮肤准备、手术部位标识等。

（二）常规作尿常规、中段尿培养和药物敏感试验。对于术前合并泌尿道感染者，根据药物敏感试验结果，术前进行抗菌治疗 5~7 天，或者至尿培养结果阴性为止；对于术前无合并泌尿道感染者，术前半小时内预防性使用头孢一代或二代抗生素，或术前 1 小时预防性使用环丙沙星。

（三）**完成各项专科检查** 静脉肾盂造影、CT、肾动态显像等。

第二节 手术室护理

一、术前配合

（一）患者准备

术前访视和手术日迎接患者应由同一位手术巡回护士负责，了解患者的基本情况和特殊问题，提前准备，做到心中有数。

1. 阅读病历，熟悉患者情况包括既往史、手术史、过敏史、化验结果、熟悉血管情况，目测体形、了解结石大小及位置，了解病情及手术治疗计划。

2. 向患者介绍入手术室的要求 去掉首饰、义齿；勿将现金、手表等贵重物品带入手术室；指导患者做好术前皮肤清洁准备，进行淋浴更换医院的患者衣裤，勿穿内衣内裤；介绍术中输液的位置，术后留置的尿管的注意事项；指导患者术中出现特殊情况如何及时告知麻醉医生和巡回护士，简单讲解手术室的环境、手术的器械及手术的过程。

3. 术前评估及宣教 建立良好的医患关系，进行术前指导和心理护理，了解患者心理活动及心理障碍，缓解其紧张或恐惧的心理，使患者在身心俱佳的状态下接受手术。介绍麻醉和手术体位，必要时进行术前训练。

（二）手术护士准备

1. 手术前日

（1）了解手术医生的手术操作习惯，熟悉医生手术时的习惯用物，并检查用物的存放处及有效期、完整性。

（2）检查手术辅助设备性能，包括摄像系统、光源系统、碎石设备、压力灌注泵、C 形臂机等。

（3）检查输尿管软镜、钬激光光纤、输尿管硬镜、取石钳、导丝、输尿管通道鞘。

2. 手术当日

（1）巡回护士在患者通道亲自迎接患者，安抚患者。

（2）核查手腕带标记，核对患者信息。

（3）确认医嘱信息，包括药敏试验、术前针、备皮、禁食、禁饮情况、月经、生命体征、护士执行医嘱签名。

（4）填写手术患者接送卡，患者安全过床，注意保暖，推入手术间。

（5）手术患者进入手术室间，再次核实患者信息。

3. 物品的准备（表 10-2-1）

表 10-2-1 输尿管软镜术的器械准备

内镜
输尿管硬镜
输尿管软镜
导丝
泥鳅或斑马导丝(0.0028～0.0038mm)
灌洗液
生理盐水灌洗液
微电脑液压灌注泵
50ml 注射器接延长管人工灌注
操作器械
输尿管硬镜取石钳
三角或网状取石套篮(1.5FR～2.4FR)
3-Fr 输尿管软镜活检钳(用于肿瘤活检手术)
3-Fr 输尿管软镜活检刷(用于肿瘤活检手术)
输尿管扩张器械
输尿管球囊扩张器
输尿管通道鞘(外径 9FR～16FR,长度 25～55cm)
碎石器械
钬激光机
配套 $200\mu m$、超软 $200\mu m$ 或 $365\mu m$ 光纤
仪器设备
内镜连接设备、光源系统、成像系统
C 形臂 X 光机
其他一次性物品(可选)
X 光机套、20ml 注射器 2 个、10ml 注射器 1 个
3F～5F 输尿管导管、5F～6F 双 J 管、16F 导尿管
Y 型联接管、三通水管
76%泛影葡胺、灭菌液状石蜡、亚甲蓝等

二、术 中 配 合

(一) 截石位的护理

患者双上肢固定于搁手板上,上臂的外展不超 $90°$,防止牵拉过度,导致臂丛神经损伤。腘窝部垫加以棉套保护,避免损伤腘窝血管和腓总神经。

(二) 设备的摆放(供参考)

患者右侧头端放置监视器,中部放置灌注泵,患者左侧中部放置 C 形臂 X 线机,中后方依次放置操作车(放置软镜及手术相关用品)和钬激光机(图 10-2-1)。

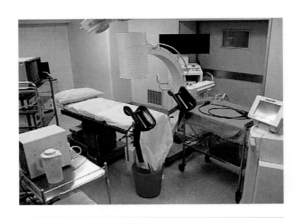

图 10-2-1　仪器设备摆放实景图

（三）手术步骤与配合（以截石位手术配合为例）

1. 会阴部常规消毒，按截石位铺巾。按上述摆放位置合理摆放各种设备。正确联接摄像、光纤、三通管并打开开关，调整亮度及白平衡，设置灌注压力和流量。

2. 在 3F～5F 输尿管导管引导下，输尿管硬镜经尿道进入，观察膀胱、输尿管口、输尿管情况，并留置斑马导丝。在 C 形臂 X 线监视下，沿导丝放置输尿管镜通道鞘，更换输尿管软镜，再次调节焦距及白平衡，将斑马导丝由输尿管软镜先端部插入，在导丝引导下将输尿管软镜插入，直至输尿管，然后拔出导丝。在视野清晰的前提下，将灌注泵压力及流量调节最小，减低肾盂内压。或使用人工加压注射。

3. 在 C 形臂 X 光机下定位　输尿管软镜下寻找结石，开启钬激光机，联接钬激光光纤，调节各个参数，调节钬激光能量 0.5～1.0J，频率 5～10Hz，根据需要调节钬激光能量的大小，200μm 光纤以不超过 30W 功率碎石为佳。碎石过程中要注意保护钬激光光纤，防断裂。需要时使用套石篮取石。套石篮型号有 1.7Fr、2.2Fr、2.4Fr。

4. 可在软镜下或更换输尿管硬镜，放置导丝，在导丝引导下留置双 J 管。双 J 管标签贴于护理记录单背面及收费单背面。

5. 留置尿管　关闭各个设备并回收输尿管软镜，输尿管镜，摄像头、光纤、钬激光光纤。与医师共同帮助患者过床，帮患者整理好服饰，注意保温。带齐病历、患者影像资料与手术医师送患者出室，整理室间和登记。

6. 术后整理　手术床边，清洗前，消毒前给软镜进行测漏试验。检查器械的完整性和功能，将各个设备仪器归位放置。

三、手术器械的管理

对于内镜器械上的小螺丝仔细清点，检查手术用镜、取石钳及术中仪器的使用情况。放置时注意镜头、光纤的保护，严禁受压。导线类应盘旋，严禁成角，光纤及各种导线环绕时直径最好大于 15cm，防止折断光纤，联系供应护士及时迅速做好腔镜器械的清洗消毒，保证下一台手术开台时的使用。

第三节　术后护理

术后护理的重点包括病情观察（尤其是并发症的观察、预防及护理），引流管的护理以及健康指导。

一、常规护理

（一）体位

全身麻醉未清醒前给予患者去枕平卧，头偏向一侧，清醒后给予斜坡卧位。

（二）生命体征的观察

按常规要求严密监测患者的生命体征，并做好记录，特别是监测患者的体温和血压情况。给予持续低流量吸氧4～6h，必要时床边心电监护4～6h，发现患者出现异常应及时报告医生处理。

（三）活动

术后4～6h适当地翻身及进行四肢活动；对老年患者给予腿部按摩，防止下肢血栓形成。术后6h可离床活动。卧床期间加强对患者进食及排便的照顾。对于压疮高危患者，应警惕压疮的发生。

（四）饮食

术后6h，患者若无胃肠道反应者，可进食流质或半流质食物。进食时协助患者取半坐卧位，禁止在平卧位时喂食，防止发生误吸的危险。

二、留置引流管的观察与护理

（一）导尿管的观察与护理

输尿管软镜术后留置尿管的目的在于引流膀胱尿液、减低膀胱内压、监测尿量变化、观察尿路出血情况等作用。然而留置尿管是导致尿路感染最主要的危险因素，因此要重视尿管的护理，预防尿路感染。

1. 妥善固定尿管及引流袋，防止引流管反折、扭曲、受压。放置引流袋的高度不可超过耻骨联合水平，防止发生逆行感染。

2. 术后应持续开放导尿管，保持尿管通畅，保持膀胱低压，减轻膀胱输尿管反流。

3. 严密观察引流液的颜色、性质和量，并做好记录。如尿管引出鲜红色液，嘱患者立即卧床休息，及时通知医生。若有凝血块堵塞尿管应及时疏通，必要时予生理盐水持续膀胱冲洗清除血块。

4. 预防感染　患者在留置尿管期间应保持会阴部清洁，医护人员进行膀胱冲洗或更换引流袋时严格无菌操作。为了减少尿管与引流袋接口污染的概率，正常情况下引流袋可3～7d更换一次。鼓励患者多饮水，日间饮水量约2000～2500ml，睡前饮水量约300ml，使肾脏产生足够的尿液冲洗尿路，同时有利于残余小结石的排出，减少尿路感染的危险。但对于高血压、肾功能不全、青光眼、严重溃疡病或者慢性心肺疾病患者应控制饮水量。

（二）留置双J管的护理

术后一般留置双"J"管不超过3个月，主要目的是保持肾盂、输尿管、膀胱的通畅性，防止输尿管梗阻与狭窄,有助于输尿管黏膜水肿消退、黏膜修复及利于结石排出。有研究结果显示,带管期间患者会感到尿急、尿痛等膀胱刺激症状或发生支架管移位、膀胱输尿管尿液反流和支架管表面结石形成难以取出等情况。因此,应加强患者院外带管期间健康教育指导,告知患者在带管期间可能发生的各种不适症状,让患者掌握留置双 J 管的自我观察与护理。

1. 观察尿液的颜色和尿量。如果患者出现血尿、尿路刺激征及疼痛,个别患者尿失禁、排尿困难、尿不尽等症状。多为双 J 管刺激引起的,患者可多饮水,及时排尿,注意休息。不做四肢和腰部同时伸展动作,不做突然下蹲动作,避免干重活及剧烈活动,防止双 J 管滑脱和上下移动。针对小儿特点,尤其加强对患儿的教育,避免孩子追逐及剧烈跑动。若患者持续排鲜红尿液或肾区胀痛腹部不适及发热等症状时应及时回医院,检查是否存在双 J 管滑脱或移位。

2. 置管一侧腰部胀痛不适可考虑为膀胱输尿管尿液反流所致,应养成定时排尿的习惯,勿憋尿,避免膀胱过度充盈;排尿时尽量放松,建议患者使用坐厕;注意保暖,防止受凉引起咳嗽及保持大便通畅,以减轻腹压,避免尿液反流。

3. 告知患者按期拔管的重要性:双 J 管过期留置会导致结石与结垢形成,增加了拔管的难度,甚至发生拔管失败,双 J 管断裂遗留体内而增加患者的痛苦。嘱患者术后 1～3 个月按时返院膀胱镜下拔除双 J 管,并将拔管时间记录在出院记录中。拔管前复查腹部平片或泌尿系 B 超等,检查有无结石残留。

三、并发症的观察、预防及护理

(一)感染　患者症状表现为寒战高热,主要原因为:①术前泌尿道感染未控制;②术中灌注压力过高导致肾盂内压增高。防治原则:术前控制好泌尿道感染,待感染控制后再行输尿管软镜手术;术中避免冲水过多、冲洗压力过高或手术时间过长。患者寒战时应给予足够的保暖措施,降温时及时更换被汗水浸湿的衣服、被单,让患者感觉舒适。

(二)休克　血压持续性下降、脉搏增快、呼吸加速;应考虑患者是否发生低血容量性休克或感染性休克,处理原则:加快输液速度,扩充血容量,遵医嘱使用抗生素。

(三)输尿管损伤　输尿管损伤是输尿管镜技术严重的并发症之一。包括输尿管黏膜损伤、输尿管穿孔甚至黏膜撕脱或套叠、断裂。

1. 原因及症状　主要原因为操作者对输尿管软镜技术不熟练和动作粗暴有关。患者可能会出现血尿、腰部及腹部疼痛、腹胀、呼吸困难、发热等症状。

2. 预防措施　操作者动作应轻柔,出入镜切忌暴力或动作幅度过大,遇到阻力应退镜观察等待片刻,麻醉充分后再进镜。必须在看清输尿管管腔和导丝的情况下方可继续上镜,避免强行进镜出现输尿管出血、穿孔。穿孔后的处理最重要的是留置双 J 管,保持输尿管的引流通畅。

3. 护理措施

(1)严密观察患者生命体征、尿液颜色和血红蛋白的变化　如患者出现患侧腰腹部剧烈疼痛、明显血尿或尿液中有血凝块形成、血压及血红蛋白进行性下降等症状。应警惕大出血的发生。护士应立即报告主管医生,同时给患者建立静脉通道及交叉配血。必要时做好手术的准备。

（2）缓解疼痛 评估患者疼痛的部位和程度,如为外渗导致的疼痛刺激症状。可遵医嘱给予止痛处理。已拔除尿管者可留置尿管并保持引流通畅。

（3）观察患者腹部体征 有无腹疼、腹胀、肛门排气症状。腹胀严重患者给予半卧位,暂禁食,定期测量腹围,留置胃管减压及外周静脉输液营养。有呼吸困难者持续低流量吸氧。

（4）心理护理 当发生并发症后,患者及家属因担心疾病的预后,往往会出现焦虑甚至恐惧悲观的心理,医护人员应以极大的同情心关心、体贴患者。加强与患者及家属的沟通,及时了解患者的心理变化。给予患者及家属足够的心理支持,帮助其树立战胜疾病的信心,积极配合治疗与护理。

四、出院健康指导

（一）有效预防肾结石的方法是多喝水,不憋尿,鼓励患者多饮水,改变口渴时才喝水的不良习惯。

（二）根据结石成分分析结果指导患者调整饮食。

（三）指导患者掌握留置双 J 管期间的自我观察与护理。

（四）告知患者按期拔管,定期复查的重要性。通常在术后 2～4 周拔除双 J 管,具体拔管时间须由主管医生根据手术情况、残留结石情况决定。

（五）建立患者资料库,对患者进行跟踪随访。根据医生制定的随诊方案进行随诊,确定随诊时间和随诊内容(包括选择 B 超、腹部平片或 CT 检查了解结石的清除、排出和复发情况)。

（刘丽欢 孙红玲 刘永达）

参考文献

1. 曹伟新.外科护理学.北京:人民卫生出版社 2006;479-484
2. 赵庆利,李博,李青.输尿管镜/软镜手术常见并发症的防治.山东医药,2010
3. 邱玲.多通道经皮肾输尿管镜取石术治疗复杂肾结石的护理.中华护理杂志,2003,38(7):539-540.
4. 唐媛,彭玲,王坚.心理干预对 PCNL 手术患者的效果研究.齐齐哈尔医学院学报,2009,13:50-52.
5. 蔡珊玲,金华娣.泌尿外科引流管的护理.中国实用护理杂志,1999,15(2):36-37.
6. 曾国华,李逊,袁坚,等.经皮肾镜取石术.北京:人民卫生出版社,2011
7. 王淑雯,孙红玲,刘丽欢,等.237 例肾上盏入路经皮肾镜取石术的围手术护理.中华护理学杂志,2012,47(2):110-112
8. 龙大治,徐辉,邹晓峰.输尿管软镜技术的临床应用.赣南医学院学报,2009,29,6:833-835.

第十一章

输尿管软镜的检查、测漏、清洗与灭菌

输尿管软镜精细而且昂贵,正确的维护保养可延长软镜的寿命。输尿管软镜的维护与保养体现于对软镜的检查、测漏、清洗、灭菌等每一个细节。

第一节 软镜的检查

在软镜手术前及手术后,进行输尿管软镜及相关附件的检查,有助于及时发现软镜的损耗,及时进行维修,避免进一步损坏。

一、内镜检查

1. 检查操作部、视频接头和光导接头部是否有过度划痕、变形或其他异常现象。
2. 检查保护套及插入部靠近保护套处是否存在弯曲、扭缠或其他异常现象。
3. 检查整个插入部外表面是否有凹陷、隆起、膨胀、起皮或其他异常现象。
4. 用一只手轻握插入部,用指尖小心地向两个方向轻捋插入部的整个表面。检查没有任何异物突出或其他异常现象。同时确认插入部没有异常过硬(图 11-1-1)。
5. 用双手将插入管弯曲成一个半圆,确认整个插入管可以顺畅地弯成半圆形(图 11-1-2)。

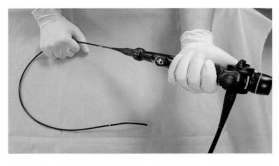

图 11-1-1 软镜插入部的检查(一)

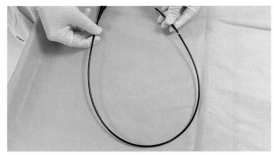

图 11-1-2 软镜插入部的检查(二)

6. 检查弯曲部表面橡胶是否有松弛、膨胀、开口、孔洞或其他异常现象。
7. 轻握弯曲部中部和距离先端 10cm 处。轻轻推拉,确认弯曲部与先端部之间联接牢固,没有松脱。
8. 检查内镜插入部先端的物镜是否有划痕、裂缝、污迹、缝隙或其他异常现象。注意:清洗或擦拭目镜表面、导光束接头的防护玻璃罩和内镜先端部的物镜/导光束镜头时,请勿使用研磨类清洗剂,因为其会刮坏镜面。

9. 用蘸有 70％乙醇或异丙醇的洁净无绒布擦拭目镜表面、导光束接头的防护玻璃罩和内镜先端部的物镜/导光束镜头。

二、检查弯曲功能

弯曲部处于伸直状态时,进行下列检查。

【注意】如果上/下角度卡锁和角度控制旋钮的活动不顺畅,会导致弯曲功能异常。在这种情况下,请勿使用内镜,因为可能在检查过程中无法伸直弯曲部。

(一)检查操作是否顺畅

1. 确认上/下角度卡锁处于"F ▼"位置(图 11-1-3)。

2. 缓慢旋转上/下角度控制旋钮至各方向到头。确认弯曲部的弯曲操作顺畅和正确,能够达到最大幅度。

3. 将上/下角度控制旋钮旋至其伸直(自然)位置。确认弯曲部能够顺畅恢复到近乎伸直的状态。

【注意】即使上/下角度控制旋钮返回自然位置,弯曲部仍会略有弯曲。但是,这在输尿管镜鞘管扩张器(ST-U1)和内镜诊疗附件组合使用中不会造成干扰。

(二)检查角度调节功能

1. 将上/下角度卡锁置于"F ▼"标记相反方向的锁定位置(图 11-1-4)。然后向"U"方向旋转上/下角度控制旋钮到头。

2. 松开上/下角度控制旋钮时,确认弯曲部的角度基本不变。

3. 上/下角度卡锁处于自然位置和松开上/下角度控制旋钮时,确认弯曲部恢复为伸直(自然)位置。

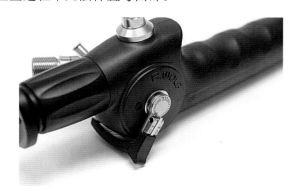

图 11-1-3 上/下角度卡锁处于"F ▼"位置

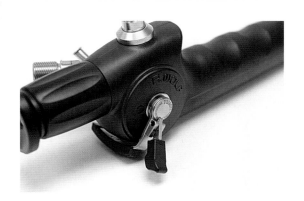

图 11-1-4 上/下角度卡锁处于"F ▼"的相反方向位置

三、检查插入部锁定/释放操作(仅限于有此功能键的软镜)

插入部处于伸直状态时,进行下列检查(图 11-1-5):

1. 旋转插入部锁定/释放旋钮,并确认旋转顺畅和正确。

2. 旋转插入部锁定/释放旋钮,直到指针对准操作部的"F"标示处。

3. 手持插入部,缓慢旋转各方向到头。

4. 确认插入部向两个方向在 90 度范围内旋转顺畅且正确。

5. 旋转插入部锁定/释放旋钮,直到旋钮上的指针停在操作部"L"标示处上。确认插入部锁定到位(图 11-1-5)。

【警告】操作弯曲操作杆前,务必检查
插入部锁定/释放旋钮上的旋钮指针的位
置和插入部向上标记的位置。否则,弯曲
部会向相反方向弯曲,导致患者受伤、出血
或穿孔。

【注意】请勿用力操作(特别是强力扭
缠)插入部锁定/释放旋钮。否则,会导致
旋钮损坏,无法释放或锁定插入部。

插入部和插入部锁定/释放旋钮碰到
制动器时,请勿用力操作。否则,会导致旋
钮和插入部损坏,无法释放或锁定插入部。

旋转插入部时,请勿持握过紧。否则
会导致插入部损坏。

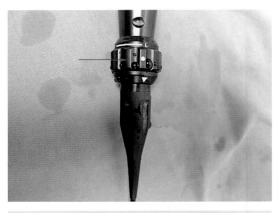

图 11-1-5 插入部锁定/释放旋钮

将插入部指针设置到操作部"L"指针时(插入部处于锁定状态)时请勿用力旋转插入部。
否则会导致插入部损坏。

四、检查与安装附件——钳子/灌流插头

按照钳子/灌流插头的使用说明书的内容,检查装配的钳子/灌流插头是否有变形或裂
缝,并接至钳子管道口(图 11-1-6,7)。

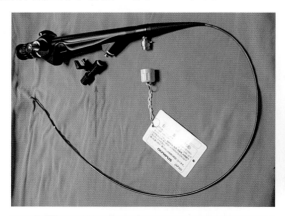

图 11-1-6 纤维软镜的钳子/灌流插头

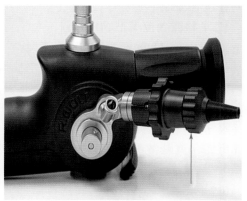

图 11-1-7 电子软镜的钳子/灌流插头

【警告】请勿使用受损、变形或有其他异常的钳子/灌流插头。否则会降低灌流效力,会
导致患者病变碎屑从钳子/灌流插头中泄漏或溅出。

【参考】钳子管道开口阀是易损部件。如果钳子管道开口阀损坏或变形,应更换新件。

五、检查并联接周边设备

(一) 检查周边设备

1. 按照各自的使用说明书准备并检查光源、摄像系统、监视器与内镜诊疗附件。

2. 准备并检查所用的灌流系统。

(二) 连接内镜和周边设备

1. 确认光源已关闭。

2. 用一只手按住光源,将光导接头完全插入光源的输出插口。

3. 确认摄像系统已关闭。

4. 将视频接头(向上标记朝上)插入摄像系统的输出插口,直到摄像系统的卡锁插入到位。用一只手按住摄像系统使其不会移动。

5. 轻轻拉动以确认视频接头锁定牢固。

6. 从灌流系统将灌流管接至钳子/灌流插头的灌流口。

【警告】如果视频接头和摄像系统连接不当,会导致内镜图像闪烁或不能显示。继续使用有异常的内镜会导致患者受伤、出血或穿孔。

【注意】插入视频接头前,确认电气接点完全干燥。如果电气接点潮湿,应彻底擦干电气接点。

【参考】应将内镜的光导接头接至光源,然后再将视频接头接至摄像系统。否则,会导致视频电缆过度扭缠。

六、检查内镜系统

(一) 检查内镜图像

1. 检查前,用蘸有 70%乙醇或异丙醇的洁净无绒布擦拭物镜。

2. 按照各自的使用说明书,打开摄像系统、光源、监视器,并检查内镜图像。

3. 按需调节亮度水平。

4. 观察自己的手掌,确认检查光输出且内镜图像没有噪音、污点、模糊或其他异常现象。

5. 弯折弯曲部或旋转插入部,以确认内镜图像没有瞬间消失或其他异常现象。

【警告】输出照明光时,请勿直视内镜先端部。否则,会导致眼部受伤。

一般清洗、消毒、灭菌制剂具有腐蚀性,可能会影响内镜先端部。其结果会使内部镜头出现水雾,从而导致视频图像模糊。在这种情况下继续使用内镜会导致镜头脱落。将内镜插入患者体内前,确保视频图像没有出现雾化,和使用软布擦拭内镜先端部上的镜头外表面。如果出现雾化图像,请立即停止使用内镜。

(二) 检查遥控按钮

【警告】即使所有遥控按钮不使用,也应检查这些遥控按钮工作正常。否则,检查过程中内镜图像可能冻结或发生其他异常,导致设备功能异常,造成患者受伤、出血或穿孔。

按下所有遥控按钮,确认按钮的指定功能工作正常。

(三) 检查钳子管道

1. 将内镜诊疗附件的先端部插入钳子口。

2. 内镜诊疗附件通过管道,确认从内镜先端部顺畅伸出。

【警告】插入内镜诊疗附件时,使先端部远离眼部。否则,从先端部伸出的内镜诊疗附件会造成眼部受伤。

【注意】如果遇到阻力而难以插入,应在不丢失内镜图像的情况下尽量伸直弯曲部。强行插入内镜诊疗附件会导致内镜或内镜诊疗附件损坏。

确认内镜诊疗附件的尖端闭合或缩回进鞘管中，并缓慢将内镜诊疗附件插入钳子口。将内镜诊疗附件插入管道中的同时，请勿打开内镜诊疗附件的尖端或从鞘管中伸出内镜诊疗附件的尖端。否则会导致内镜或内镜诊疗附件损坏。

只能使用具有相同色码($\phi 1.2$ mm 管道)的内镜诊疗附件。否则会导致内镜或内镜诊疗附件损坏。

持握内镜诊疗附件靠近钳子口，将其缓慢插入钳子口。否则，会导致内镜诊疗附件的鞘管弯折或破损。

(四) 检查灌流功能

通过灌流口注入灌流液。确认液体从内镜先端部的钳子管道处流出。

第二节　软镜的测漏

每台软镜手术结束后，都必须进行测漏检测。测漏的目的在于及早发现软镜的损坏，及早进行维护，避免损坏加剧。建议在手术床边、清洗前、消毒前分别进行一次测漏。

一、测 漏 工 具

每个品牌的软镜都有测漏工具，不能通用。测漏工具分为压力测漏器(图 11-2-1)和光源测漏器(图 11-2-2)两种，临床上常用压力测漏器。

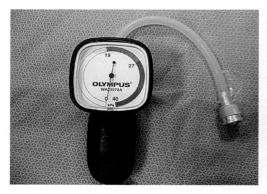

图 11-2-1　压力测漏器

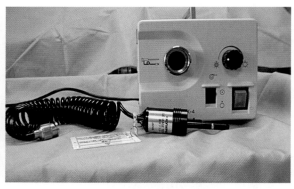

图 11-2-2　光源测漏器

二、测 漏 方 法

(一) 简易测漏法

把压力测漏器的适配器连接到软镜的通气接口(图 11-2-3)，反复挤压压力测漏器的手压泵，使压力上升至 19～27kPa 之间，即指针必须落在压力显示屏的绿色区域内(图 11-2-4，图 11-2-5)。如果 30 秒内指针没有回落，提示软镜的密封检测合格；如果指针出现回落，提示软镜的密封性损害。调节软镜的不同弯曲度，观察其密封性。此法简单、易行，可随时随地进行，适合于手术床边检测，但不能显示破损部位。

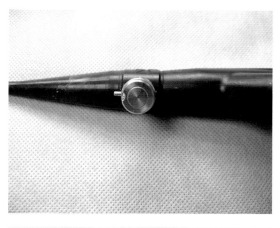

图 11-2-3　软镜上的通气接口

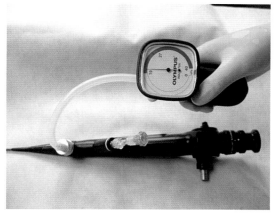

图 11-2-4　把测漏器的适配器连接至软镜的通气接口

（二）常规测漏法（以奥林巴斯测漏器为例）

1. 准备一个至少为 70cm×70cm、深度足够浸泡整个软镜的容器，倒入洁净水。

2. 将测漏器的适配器上的缝与软镜的通气接口上的槽对齐，把适配器顺时针旋转到头。

3. 如果使用压力测漏器

①测漏器的管道和适配器可浸泡在水中（注意：仪表不能浸入水中，否则导致测漏器损坏）。

②确认压力释放旋钮已关闭。

③挤压手压泵，直到压力显示上指示 19～27kPa 之间（指针必须在压力显示屏

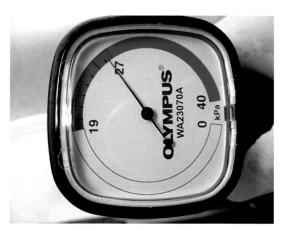

图 11-2-5　挤压球囊使指示针指向绿色区域

的绿色区域内）。要测试轻微漏水则应加压至 27kPa 左右。加压后将指针稳定数秒。在指针稳定时读取压力。调节软镜不同的弯曲度，观察指针是否回落，把软镜完全淹没在入水中，同时观察软镜上有无连续气泡冒出。

④将软镜从水盆中取出。按下压力释放旋钮，释放软镜中的空气，将软镜中空气释放完全，否则，会导致内镜损坏。逆时针旋转适配器，将测漏器从软镜的通气接口上取下。

⑤彻底干燥测漏器。

4. 如果使用光源测漏器

把软镜完全淹没在入水中，把光源测漏器调至测压挡，观察软镜上有无连续气泡冒出。释放内镜中的空气，逆时针旋转适配器，将测漏器从内镜的通气接口上取下。

5. 结果判断

如果压力测漏器的指针回落，或压力测漏器、光源测漏器加压时出现连续性气泡冒出，提示软镜密封性受损害；如果指针连续下落到 0kPa，则说明内镜可能严重漏水或测漏器损

坏。应立即停止漏水测试。如果内镜仍然浸泡在水中,在内镜内部没有压力的情况下,水会进入其内部,并且可能造成漏水以外的其他问题。

此法虽然繁琐,但可明确软镜是否漏水,而且可确定漏水部位。

【注意】务必保持测漏器完全干燥,再进行软镜测漏检测,因为测漏器上残留的水会导致内镜损坏。将测漏器的适配器从接头取下前,应打开压力释放旋钮,否则会导致内镜损坏。

第三节　软镜的清洗

清洗是通过物理和化学的方法将软镜及其配件上的有机物、无机物和微生物尽可能地降低到比较安全的水平。良好的清洗是保证器械消毒灭菌效果重要的一环。软镜的清洗包括人工清洗和自动清洗,以前者较常用。

一、人 工 清 洗

(一)清洗工具

每一条软镜都配备带有批号的小刷子用于清洗,包括管道清洗刷、吸引器接头清洗刷和管道开口清洗刷三种(图 11-3-1)。

管道清洗刷属易耗品,如果使用时刷头弯曲或打结,会导致刷子的先端部损坏或脱落。每次使用前后都应检查清洗刷没有损坏或其他异常现象。如果刷子部件脱落在内镜的内部,应立即使用新的清洗刷或用其他内镜诊疗附件穿过内镜,将其取出,并仔细探查内镜的管道内部是否有遗留部件。

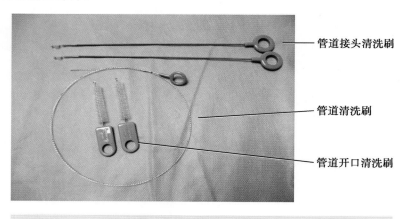

图 11-3-1　软镜的清洗刷

(二)清洗步骤

1. 预清洗　在手术间立即进行预清洗,用清水擦拭整个插入部。将钳子/灌流插头从内镜上取下,将 30ml 的注射器装满清水,冲洗钳子管道,重复 3 次(图 11-3-2)。切忌用力紧握或过度弯曲软镜的插入部和弯曲部,否则将导致橡皮严重损坏。

2. 预清洗后,对内镜进行漏水测试,以确保其防水性。

3. 将软镜放在防震动的器械车,运送到器械清洗室。运送途中须采用正确搬运姿势:

盘起主电缆,用一只手拿起光导接头和操作部,另一只手小心地握住插入部先端和视频接头(图 11-3-3 和图 11-3-4)。切忌用力过大和挤压软镜。

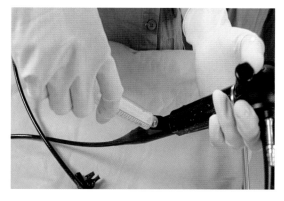

图 11-3-2　软镜的预清洗

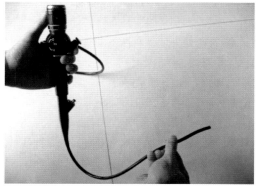

图 11-3-3　纤维输尿管软镜的搬运姿势

4. 到器械室再次测漏后,将软镜浸泡在含酶液中,用软毛刷或无绒布彻底刷洗并擦拭软镜的外表面。

5. 根据所选择酶液品牌的时间要求浸泡软镜后,从酶液中取出,轻轻从管道中排出液体。

6. 将软镜浸泡在洁净的水中,刷洗软镜工作管道。刷子应从操作部进入,往先端部方向刷洗(图 11-3-5)。切忌从先端部进入,往操作部方向刷洗,此时刷子会被卡住,无法将其抽出。

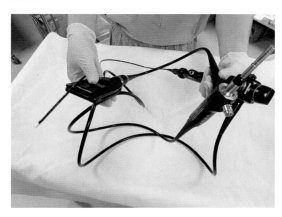
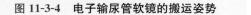

图 11-3-4　电子输尿管软镜的搬运姿势

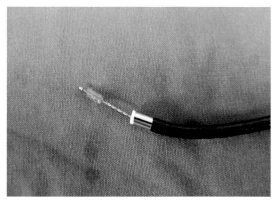

图 11-3-5　放置刷子的正确方向

7. 按照顺序刷洗软镜的工作管道:

(1)将软镜完全浸泡在水中,将装满清水的(30ml)注射器安装在工作管道开口上清洗管道,用液体冲洗工作管道 3 次,直到先端部的钳子管道开口没有气泡冒出为止。

(2)将软镜的弯曲部伸直,在距离刷毛 3cm 处握住管道清洗刷。将清洗刷插入工作管道开口,将其穿过管道,直到从软镜先端部伸出。在流水下清洗刷毛,将刷子小心地抽出管道,再次在流水下清洗刷毛。

（3）将注射器从工作管道开口取下，将软镜浸泡在流水中，用无绒布擦去内镜外表面上的所有碎屑。将软镜从清水中取出，轻轻从工作管道中排出液体。

8. 将（30ml）注射器安装到工作管道开口上用洁净的水冲洗管道，进行 3 次。

9. 从水中取出内镜后，将（30ml）注射器装满空气，将注射器安装到工作管道开口上向管道注射空气，进行 3 次。

10. 用无绒布彻底擦干内镜的外表面。检查内镜上是否有残留碎屑。

（三）清洗注意事项

软镜的光学部分由光纤束组成，光纤束、导光部分、物镜和目镜都密封在软性的保护套内。这些部件都是非常精细，因此，清洗时须注意以下几点：

1. 软镜在使用后尽快清洗和浸泡，以防止血液和蛋白凝固。禁止浸泡在生理盐水中，否则会出现腐蚀或斑点。

2. 消毒灭菌前要把镜头清洗干净，否则异物在消毒后会积累在镜头上，以至影响图像质量。当镜头上异物过多时，可用棉签在镜面上涂一些镜子附带的清洁剂（或经过软镜厂商认可的洗涤液），然后用清水清洗干净。该清洁剂仅适用于异物过多而造成镜头模糊时用，无需每次清洗都用。

3. 禁止用超声波清洗软镜。

4. 不要强行插入清洗刷。不能用钢刷清洗，只能用毛刷清洗。插入毛刷时软镜前端不能处于弯曲状态。

5. 小心保护软镜末端的物镜，避免碰撞，不能用硬的工具清除物镜上的污物。

6. 清洗和浸泡过程中，必须取下红色帽，防止液体进入软镜内部。手术过程中同样必须取下红色帽，防止液体进入。

7. 气枪吹干器械通道水分的压力值不得超过 50kPa。

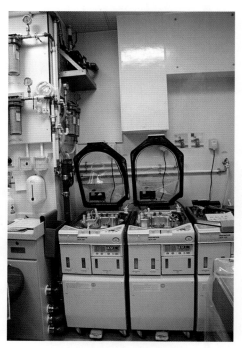

图 11-3-6　软镜自动清洗机

二、自 动 清 洗

人工清洗步骤繁琐，有商家研制出软镜自动清洗机（图 11-3-6）。把软镜放入清洗机中，自动按照设定程序，完成软镜的清洗工作。

第四节　软镜的灭菌

《内镜清洗消毒技术操作规范》明确规定：凡进入人体无菌组织器官或经外科切口进入人体无菌腔室的内镜及附件，如：腹腔镜、脑室镜、膀胱镜、宫腔镜等必须灭菌。

输尿管软镜的灭菌采用低温灭菌，禁止高温高压，但其配件可采用高温高压灭菌。低温灭菌方法包括气体灭菌（过氧化氢低温等离子灭菌、环氧乙烷（EO）气体灭菌）和液体灭菌

（过氧乙酸低温消毒）两种。图 11-4-1 为软镜灭菌的 EO 灭菌炉。

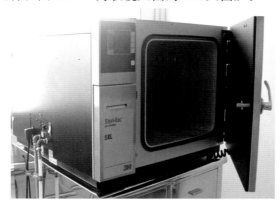

图 11-4-1　软镜消毒的 EO 灭菌炉

【软镜灭菌的注意事项】

1. 软镜的清洗、消毒、运输和储藏的温度不能高于 60℃。

2. 软镜禁止高温高压消毒。

3. 在清洗和消毒灭菌的时候，建议把镜子和别的手术器械分开，单独清洗，单独包装灭菌。

4. 尽量不要经常变换消毒灭菌的方法，这样对镜子的密封有好处。

5. 为了确保灭菌效果，在进行气体灭菌前，应使软镜和所有设备保持干燥。

6. 灭菌前，钳子/灌流插头必须从软镜上取下。

7. 气体灭菌前应将 ETO 帽安装到软镜接头上（图 11-4-2，图 11-4-3）。否则，灭菌时在灭菌仓内部形成真空，会造成弯曲部橡皮膨胀。

8. 液体消毒灭菌时严禁将 ETO 帽安装到软镜接头上。软镜的浸泡消毒时间不能超过 60 分钟。

9. 经过浸泡清洗和消毒后，软镜内部通道须含矿物质低的水冲洗 3 次，去除清洗液和消毒液残余。

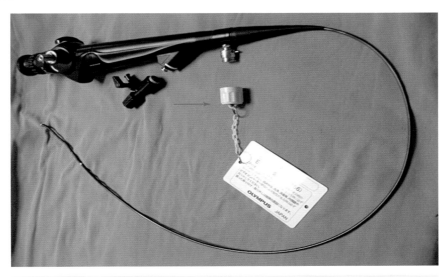

图 11-4-2　灭菌前将 ETO 帽（红色箭头）安装至纤维软镜接头上

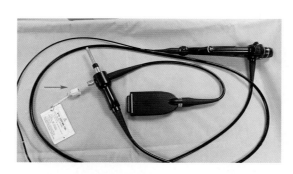

图 11-4-3　灭菌前将 ETO 帽（红色箭头）
安装至电子软镜接头上

参考文献

中华人民共和国卫生部. 中华人民共和国卫生行业标准——医疗机构消毒技术规范. 北京：中国标准出版社，2012

（孙红玲　刘永达）

第十二章

输尿管软镜术的模拟训练

第一节 概 述

应用现代输尿管镜技术不仅可以对泌尿系上尿路进行检查,确定诊断,而且还能对一些疾病如结石、异物、息肉、医源性损伤、畸形(如输尿管狭窄、输尿管联接部狭窄)、输尿管或肾盂肿瘤进行微创治疗。熟悉和掌握这项技术已经成为对泌尿外科专科医师的一项基本要求。

在既往的医师培训模式下更多的是采用临床带教的方法,通过在临床上由简至繁的病例实践中不断提高。第一个操作对象一般是经过挑选的"理想患者",而随着医学伦理的发展及人们风险意识的提高,这种在患者身上的学习的方法受到挑战。而模拟培训的方式有效地避免了上述弊端,降低了患者及医者的风险,被认为将成为医学生学习和临床医生提高的主要的培训方式。

输尿管镜模拟培训大体分为模型和计算机虚拟模拟两种。模型模拟培训是应用真实的输尿管、操作器械、碎石设备、摄录系统等在操作模型上完成观察、治疗。模型包括硅胶模型和生物模型等,可以训练输尿管镜基本操作方法,辅助操作器械的使用,碎石设备的应用等,让训练者在有经验医师的指导下掌握规范的操作方法和流程。值得一提的是因为模型外部可开放,训练者不仅可以看到显示器上腔镜下的情况,还可以直观地看到输尿管镜位置等情况,对腔镜下解剖结构的认知更有帮助。计算机虚拟模拟是通过计算机虚拟模拟技术模拟输尿管镜操作过程,从简单的一般操作训练到复杂的病例模拟训练都可以进行。其可重复性强,如训练者可以一直踩着 X 线脚踏,了解输尿管镜头端的位置从而建立各组肾盏的解剖概念;一项操作不成功可以反复多次或重新开始;而这在临床中几乎是不可能的。随着计算机虚拟现实技术的进展,训练者看到的图像几乎和手术中看到的真实图像一样,每一个虚拟训练的病例都来自一个真实的病例,在训练者操作的进程中通过计算机实时修正技术模拟真实手术进程,如操作失误导致出血、穿孔的并发症等情况。虚拟模拟培训的另外一个显著的优点是能记录训练者的训练信息,如时间、速度、习惯等,对训练者本人针对性提高很有帮助并可以据此进行量化考核。

第二节　输尿管软镜模型

一、输尿管软镜模型的构成

输尿管软镜硅胶模型主要由外盒（60cm×40cm×15cm，材质为塑料）和仿真泌尿系统器官（包括外生殖器、膀胱、输尿管及肾脏，材质为硅胶）两部分构成，分为男性和女性两种模型。练习的操作包括：膀胱镜或输尿管镜逆行插入工作和安全导丝、输尿管扩张鞘置入、输尿管软镜检查置入、探查、套石篮取石等。外盒上方可以进行封闭，操作中可因具体情况打开，对输尿管镜位置进行观察。

二、输尿管软镜模型操作的器械准备

（一）腔镜主机　使用奥林巴斯 EVIS EXERA Ⅱ™成像系统。图 12-2-1A

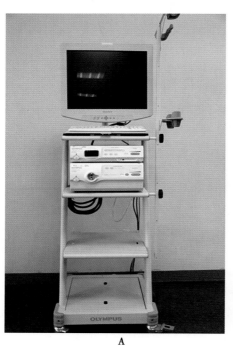
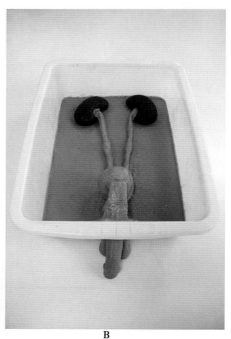

A　　　　　　　　　　　　　　B

图 12-2-1　腔镜主机及仿真模型

（二）内附结石的全泌尿系仿真模型　本中心自行研制。图 12-2-1B

（三）硬性膀胱镜（Rigid Cystoscope）　使用奥林巴斯 OES Pro 硬性膀胱镜，22.5Fr，70°。图 12-2-2A

（四）输尿管镜鞘（Ureteral Access Sheath）　使用巴德 AQUAGUIDE® 输尿管输送鞘，12/14Fr，45cm。图 12-2-2B

（五）纤维输尿管镜（Flexible Ureteroscope）　使用奥林巴斯 URF-P5 输尿管软镜，7.5Fr，0°。图 12-2-2C

（六）导丝（Guidewire）　使用巴德 NICORE™ 加硬导丝，直头，0.038″，150cm。图 12-2-2D

（七）套石篮（Stone Basket）　使用巴德 DIMENSION® 套石篮，2.4Fr，115cm。图 12-2-2E

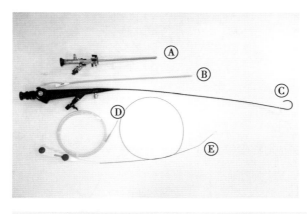

图 12-2-2　操作器械

三、输尿管软镜模型的操作流程

（一）膀胱镜下置入导丝

硬性膀胱镜直视下，通过调整镜体方向结合转向器调节，将超滑导丝软头对准相应输尿管开口后轻柔推进，当前进受阻时，表明导丝已进入肾盂（图 12-2-3）。

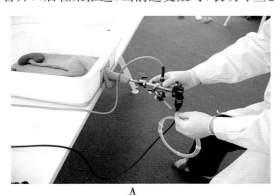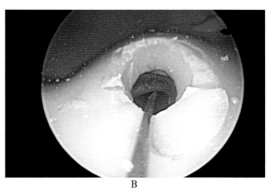

A　　　　　　　　　　　　　　　　　　B

图 12-2-3　膀胱镜下留置导丝

（二）退出膀胱镜，沿导丝置入输尿管镜鞘

确认导丝进入肾盂后，即可退出膀胱镜，确保导丝位于肾盂或上段输尿管内。退镜完成后，即可在导丝引导下置入输尿管镜鞘，动作轻柔，如遇阻力可适当旋转输尿管镜鞘，边旋转，边向内推进。根据进入的深度和阻力，判断输尿管镜鞘头端位置，接近肾盂输尿管联接部为佳。如无法确认，可请助手触摸模型相应部位以确定。随后一手固定镜鞘，另一手退出闭孔器（图 12-2-4）。

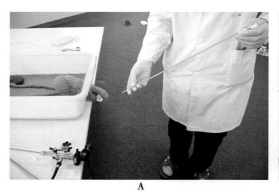
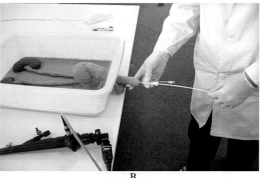

图 12-2-4 沿导丝置入输尿管镜鞘

(三) 沿输尿管镜鞘置入输尿管软镜

根据个人习惯选择左右利手持镜。图示为右手持镜,拇指控制软镜转向器,左手食指轻扶输尿管镜鞘,拇指与中指送入软镜,进行观察(图 12-2-5)。

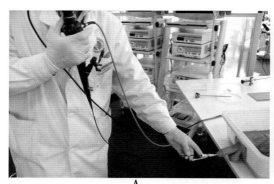
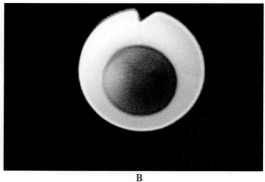

图 12-2-5 沿输尿管镜鞘置入输尿管镜

(四) 观察肾内结构,找到结石

通过持镜手旋转,调整输尿管软镜尖端方向及弯曲度,依此观察肾盂、各组肾盏及肾乳头情况,直至找到结石(图 12-2-6)。

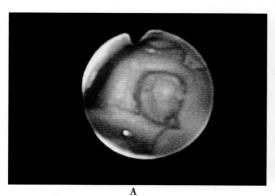
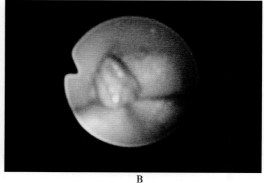

图 12-2-6 观察肾内结构,找到结石

（五）套石篮取出结石

定位结石后,自输尿管镜工作通道置入套石篮。置入时注意收紧套石篮,以免损伤镜体。套石篮尖端位于视野中央时,打开网篮,从结石后方靠近结石,并缓慢收紧套石篮将结石牢固套入网篮。重复上述步骤直至完全套住结石。直视下通过输尿管镜鞘取出结石。模型置于塑料盒中,浸入液体环境时,结合碎石设备,还可进行激光碎石等操作(图 12-2-7)。

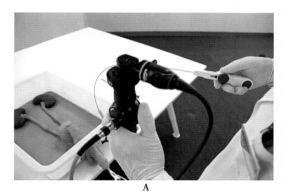 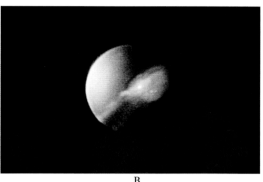

A   B

图 12-2-7　套石篮取出结石

四、输尿管软镜模型操作的考核

考核人员:2 名副主任医师以上职称、熟练输尿管软镜操作的医师。

考核内容:受试者使用泌尿内镜仿真模型,硬性膀胱镜向右侧输尿管口内插入亲水导丝至肾盂内。保留导丝,沿导丝置入输尿管镜鞘,沿输尿管镜鞘置入输尿管镜,顺序探查肾盂、肾盏,找到预先设置的结石,使用套石篮取出结石。考核人员记录包括操作总时间、取石时间、肾盏探查数量等客观记录。

考核标准:分为客观评估与主观评估部分。客观部分按照考核人员记录包括操作总时间、取石时间、肾盏探查数量等因素进行评估。而主观部分是考核人员对受试者模拟操作的GRS 评分(见图 12-3-19)。两者相加为考核成绩。

第三节　输尿管软镜虚拟模拟器

一、输尿管软镜虚拟模拟器的设备和构成

输尿管软镜虚拟模拟器(图 12-3-1)包括模拟操作部分与计算机部分,前者包括模拟内镜镜体(图 12-3-2)、模拟器操作平台(图 12-3-3)及操作通道;后者包括显示屏、计算机主机、键盘。

模拟内镜镜体分硬性膀胱镜、半硬性输尿管镜及软性输尿管肾盂镜,模拟操作时可在显示屏中的控制面板中按需选择。软性输尿管肾盂镜配置有方向控制器与工作通道(图 12-3-4),转向器可于镜体自然状态调节头端向上及向下进行观察,配合操作者对镜体的摆动可以观察左侧与右侧的更大范围;工作通道内可置入导丝、钬激光等工具辅助操作。

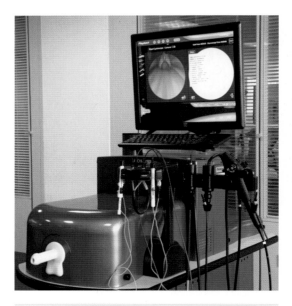

图 12-3-1 泌尿内镜虚拟模拟器

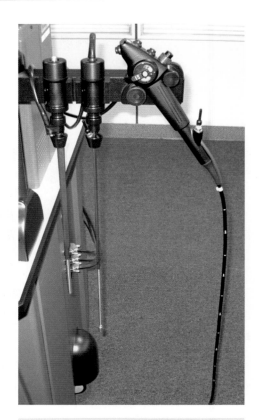

图 12-3-2 模拟内镜镜体

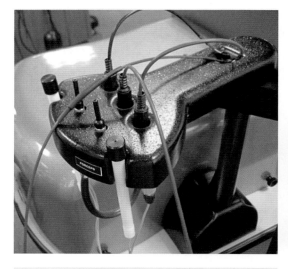

图 12-3-3 操作平台

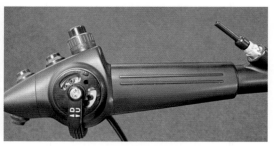

图 12-3-4 方向控制器与工作通道

　　模拟器操作平台配置有导丝、额外的内镜工作通道及取石网篮、活检钳等。其内的三根导丝可随显示屏控制面板选项的不同亦可作为钬激光、气压弹道、标记笔等插入内镜工作通道进行使用。

二、输尿管软镜虚拟模拟器的特点与用途

模拟器内设有［Practice Hall］和［Free Training］两个模块。前者所含的训练项目多是完整内镜模拟操作步骤的分解，包括：硬性膀胱镜熟悉泌尿道解剖标志与镜检、膀胱镜下导丝逆行置入输尿管、输尿管软镜探查肾盂肾盏等。后者提供若干虚拟病例，配有病史、实验室检查、影像学检查等临床资料。虚拟病例包括结石与上尿路狭窄，其中还有分支型肾盂、肾盏盏颈狭窄等先天性畸形病例，不同难度的病例可以满足不同水平训练者的需求。

在模拟器上操作过程中，可随时调阅操作说明，有助于熟识正规的操作方法。视野不清时，可通过冲洗［Flush］或引流［Drain］获得清晰的视野；如钬激光使用不当，还可能造成虚拟内镜的损坏（表现为"镜头的马赛克"），这些都使得模拟训练具备相当的真实性。如果出现泌尿道穿孔等并发症，显示屏会弹出相应损伤的提示，以提醒训练者并发症的发生。此外，模拟器还很好地结合了虚拟 C 形臂 X 机的使用，操作中可向肾盂肾盏内注入造影剂，从而定位镜体头端及病变的位置。训练之后，还自动生成包括操作总时间、X 线显露时间、出血点、穿孔次数等要素在内的反馈表，准确地反映训练者的模拟操作水平。

三、输尿管软镜虚拟模拟器操作流程

输入用户名，单击［ok］，选择［Training Mode］，进入主界面。单击［▼］，选择［Practice Hall］或者［Free Training］，然后选择基本技能或者病例练习项目，单击［start］开始操作。

单击［◀▶］，选择膀胱镜或者硬性输尿管镜（图 12-3-5），同时按下［Ctrl］＋［Shift］＋［P］打开光源，自尿道外口进镜，观察膀胱、输尿管开口情况后，找到患侧输尿管口后，在工具栏选择所需导丝（图 12-3-6）。通过内镜操作通道（图 12-3-7）或操作平台（图 12-3-8），直视下向患侧输尿管内置入导丝，退出膀胱镜或者硬性输尿管镜。

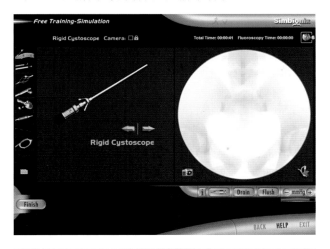

图 12-3-5　选择内镜

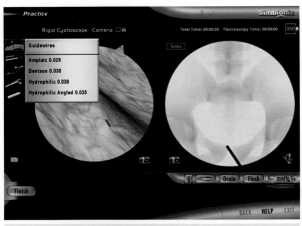

图 12-3-6 选择导丝

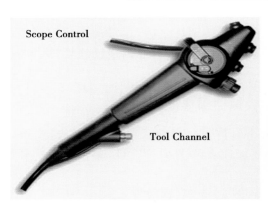

图 12-3-7 内镜工作通道插入导丝

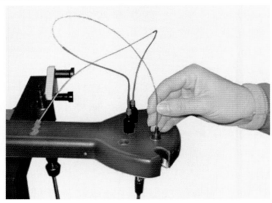

图 12-3-8 模拟器操作平台插入导丝

改用输尿管软镜,在 X 线监视下沿导丝向上轻柔地插入,直接进入输尿管口或旋转镜体 180^0 进入,再转回正常位置。循导丝沿输尿管生理弯曲及走行特点逐步上行,始终在视野中看到管腔和导丝(图 12-3-9),到达肾盂后,系统观察各肾盏(图 12-3-10),必要时单击下方的

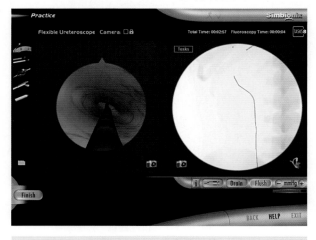

图 12-3-9 观察输尿管

注射器图标进行逆行造影配合观察。

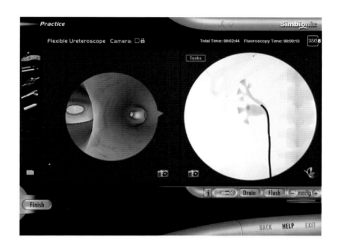

图 12-3-10 观察肾盏

在泌尿系结石或输尿管狭窄病例练习中,先用输尿管软镜明确结石(图 12-3-11)或狭窄部位(图 12-3-12),然后选择钬激光并调节钬激光功率,分别进行碎石(图 12-3-13)或输尿管狭窄段切开(图 12-3-15),小结石可通过套石篮取出(图 12-3-14)。钬激光操作过程中,若视野模糊时,单击[Flush]或者[Drain],以免发生穿孔等。手术操作结束后,留置 D-J 管(图 12-3-16),单击[Finish]结束。当出现[Do you want to save your performance?]提示语时,单击[Yes],查看模拟操作评分结果(图 12-3-17)。输尿管软镜模拟操作全部完成。

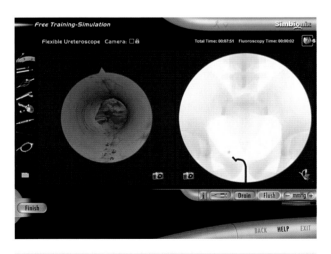

图 12-3-11 右输尿管结石

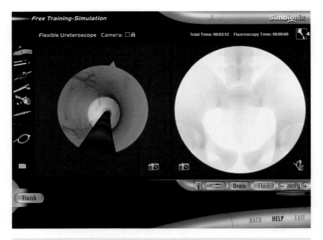

图 12-3-12　右输尿管狭窄

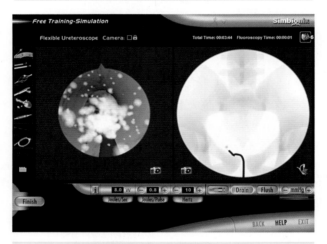

图 12-3-13　钬激光碎石

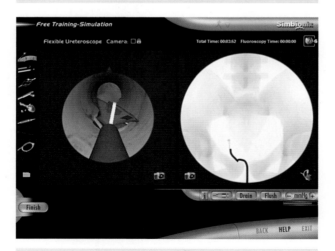

图 12-3-14　套石篮取石

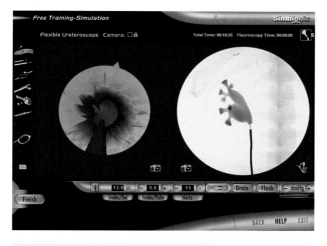

图 12-3-15 输尿管狭窄钬激光切开

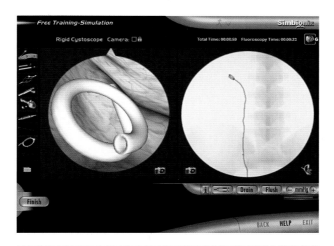

图 12-3-16 D-J 管置入

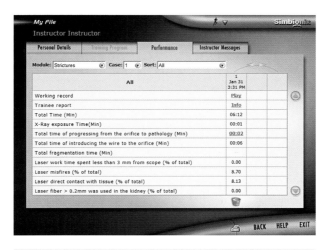

图 12-3-17 模拟器评分结果

四、输尿管软镜模拟操作的考核

考核人员：2名副主任医师以上、具有熟练输尿管软镜操作的医师进行评分。

考核内容：受试者使用泌尿内镜模拟器，进行硬性膀胱镜右侧输尿管口内插入亲水导丝至肾盂内。保留导丝，更换软性输尿管肾盂镜，沿导丝上行至肾盂内，按顺序探查肾盏，找到肾盏中的各个"花瓣"并标记（见图12-3-18）。模拟器自动生成包括操作总时间、X线显露时间、出血点、穿孔次数客观记录。

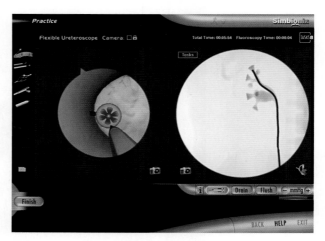

图 12-3-18 考核项目

考核标准：分为客观评估与主观评估部分。客观部分按照模拟器生成反馈表中的操作总时间、成功检查右肾集合系统的表面积以及内镜造成损伤的次数等因素进行评估。而主观部分是考核人员对受试者模拟操作的 GRS 评分（见图12-3-19）。考核成绩为两者的加成。

	得分				
	1	2	3	4	5
组织损伤	镜头经常摩擦尿路黏膜，取石篮操作鲁莽		镜头较少摩擦尿路黏膜，取石篮操作较为仔细		没有尿路黏膜损伤，取石篮操作仔细
操作手法	很多不必要的动作		不必要的动作较少，操作较为流畅		没有不必要的动作，操作流畅
器械的操作	多次尝试才能将结石套住		几次尝试就能套住结石		熟练的套住结石
定位	不能将管腔保持在视野的中央，定位不清		大部分时间定位较好		一直能将管腔保持在视野的中央，操作时角度保持很好
熟练程度	经常需要停下来询问下一步如何做		能够知道下一步如何进行		操作前有充分的准备和计划，操作流畅
助手的使用	不知道使用助手帮助套石篮的操作		大部分时间能够正确的使用助手		熟练的使用助手
相关知识	相关知识缺乏，经常需要特别指导		知道操作的关键步骤		对于输尿管镜的各个方面都很熟悉
总分					

图 12-3-19 GRS 评分细则

（于澄钒　王　刚　孙国锋　朱　鹤　那彦群　张　弋）

第十三章

输尿管软镜术的应用展望

自从 1964 年 Marshall 等首次报道输尿管软镜术以来,经过四十余年的发展,输尿管软镜术已经广泛应用于泌尿系多种疾病的诊断与治疗。在上尿路结石方面,输尿管软镜技术不仅仅用于处理简单的肾盂肾盏结石或输尿管上段结石,逐渐用于处理体积较大的、位置较复杂的、患者基础情况复杂的上尿路结石。另外,在泌尿系结石其他疾病的诊疗方面,输尿管软镜术也起一定的辅助作用或成为某些疾病的首选检查。总之,随着医学工程、电子和制造材料的迅速发展,输尿管软镜及其配套的碎石等设备必将不断更新优化,而且伴随着术者经验逐渐积累,输尿管软镜术在泌尿系疾病的诊疗方面适应证会越来越广泛,扮演的角色也会越来越重要。

第一节　输尿管软镜术治疗上尿路结石的应用前景

一、输尿管软镜术单独处理上尿路结石

从结石大小方面来看,PCNL 术作为处理上尿路结石安全有效的微创方式之一,被认为是目前处理大于 2cm 的上尿路结石的首选手术方式,而目前输尿管软镜术主要被用来处理小于 2cm 的上尿路结石。Cannon 等回顾分析 2000～2005 年输尿管软镜治疗肾结石时直径小于 1.5cm 的结石清除率是 93%,认为结石小于 1.5cm 肾结石可首选输尿管软镜碎石。Dasgupta 等甚至提出输尿管软镜术更适合处理小于 2cm 结石。目前虽然有研究报道输尿管软镜术应用于处理 2cm 的上尿路结石并取得了较好的临床效果,但由于受目前设备及技术所限常需要多次手术。但随着输尿管软镜以及碎石设备特别是激光碎石设备的飞速发展,输尿管软镜术碎石的速度必将逐渐加快,手术时间必将会缩短,结石大小对输尿管软镜的影响会逐渐消失。

从手术并发症方面来看,相比 PCNL 术,输尿管软镜术的优点在于经自然通道进行手术操作,对患者损伤小,出血风险明显降低,患者术后恢复时间短,降低了手术风险。特别是对于不适宜做 PCNL 术的患者,如患有凝血功能异常疾病的患者,或存在高风险的病例,例如造影剂过敏无法行 DSA、孤立肾结石患者、肥胖患者以及解剖结构异常导致 PCNL 术风险增加的患者,如马蹄肾患者等,输尿管软镜术可作为首选的治疗方案。

二、输尿管软镜术联合 PCNL 是未来处理复杂性肾结石的首要选择

PCNL 术处理体积较大的或复杂性肾结石时,单一手术通道很难达到很好的结石清除

效果,因而往往需要多次手术及多通道取石,而多通道取石增加了手术出血的可能性,明显增加了手术的风险性及并发症的发生率,这也是临床上泌尿外科医生采取多通道经皮肾取石术时必须认真考虑的一个难题。而输尿管软镜术的应用可以有效减少多通道取石的可能性。Scoffone 等认为 PCNL 处理鹿角状结石等复杂结石的大部分结石后,各平行盏结石可用输尿软镜术处理,这样可减少穿刺通道数量,具有结石清除率高、创伤小、并发症少、周围脏器损伤风险小等优点。同时有学者推荐大体积肾结石行 PCNL 完毕后,常规行逆行软镜检查,可以有效提高结石残留的发现率及清除率,避免了二次手术的几率,并且大大减少了术后大出血、周围器官损伤等并发症的发生。因而输尿管软镜术联合 PCNL 被认为是未来处理复杂性肾结石的首选。

随着输尿管镜技术及其辅助设备的发展,在目前应用的基础上,输尿管软镜术不但能进一步安全、有效处理 PCNL 或 EWSL 处理的上尿路结石,同时能避免后两者严重并发症,在未来处理上尿路结石的优势会越来越明显。

第二节　输尿管软镜术在泌尿系其他疾病诊疗方面应用前景

一、输尿管软镜术是未来上尿路疾病诊断的重要手段之一

上尿路新生物(如尿路上皮癌)和特发性血尿是较为常见的泌尿系统疾病,以往诊断多依靠尿路细胞学检查结果以及行 IVU 或 CTU 检查,并根据影像学的检查特点来进行诊断。虽然尿液脱落细胞学检查可作为确诊的依据,但其缺点是阳性率较低,临床运用受局限。而目前的影像学诊疗手段只能提供间接证据,尚不能作为确诊的金标准,EAU 和 AUA 泌尿外科指南中指出,对于 5～10mm 肾盂肿瘤 CTU 检查敏感性约 96%,特异性可达 99%;但对于<5mm 的肾盂肿瘤,CTU 敏感性和特异性分别降至 89% 和 56%;当病灶<3mm 时,CTU 敏感性和特异性仅有 40% 和 27%,故单凭目前影像学检查容易漏诊尿路微小肿瘤,而目前的研究显示输尿管软镜术在诊断微小尿路肿瘤方面也具有独特的优势。Tavora 等回顾性分析了 76 例 CTU 影像学检查有可疑阳性特征的行输尿管软镜检+组织活检术患者,术中发现新生物病变 68 例,病理活检证实为尿路上皮癌 54 例,诊断敏感性约 90%;其余术中未见肿瘤病变患者 6 例,2 年随访均未发生肿瘤。对在排除下尿路病变之后的肿瘤或需要明确单侧输尿管喷血的血尿,输尿管软镜术是不可缺少的。输尿管软镜具有图像的分辨率高、镜体纤细和可弯曲性的特点,可以观察到整个集合系统,可以在直视下观察出血的位置并取活检组织进行病例检测,最终达到确诊的目的,因而弥补了目前临床上的诊疗缺陷。这种诊断方式不仅明确诊断,而且能明确病变位置。可以预见输尿管软镜术将是未来诊断部分尿路疾病的金标准之一。

二、输尿管软镜术是未来上尿路疾病治疗的重要手段之一

根治性切除术是治疗尿路上皮癌最好的方法,但是对于特殊情况患者,如①孤立肾肾盂尿路上皮癌;②双侧发病的肾盂尿路上皮癌;③一般情况较差,无法耐受肾盂癌根治手术的患者;④肾功能严重不全,无法行一侧肾切除患者,最大限度保留脏器功能已经是治疗这类疾病的主要探索方向,因而微创治疗手段更显得尤为重要。Iborra 对输尿管镜下钬激光烧蚀治疗肾盂癌进行多元回归分析(中位随访时间 92.5 个月),认为输尿管软镜下激光烧蚀对

于单发病灶肾盂癌是一种可选择的治疗方式。输尿管软镜术对患者的影响小,手术风险低,而且可以最大限度的保留患者的肾功能,因而未来输尿管软镜术可能是治疗这类特殊尿路上皮癌患者重要手段之一。

第三节 输尿管软镜在医疗卫生单位推广前景

输尿管软镜术在泌尿系疾病的诊治过程中具有微创、高效、适应证广、并发症少、住院时间短等特点,越来越受到广大泌尿外科医生的青睐。虽然目前由于输尿管软镜使用寿命短、设备比较昂贵的缺点限制了其进一步的推广应用,特别是现阶段在基层卫生单位的广泛应用还存在困难,但是随着高清晰度成像电子输尿管软镜的广泛应用,以及内镜技术和碎石设备的改进,其输尿管软镜的使用寿命的延长,设备成本必将显著降低。

在未来的日子,输尿管软镜手术在以下几方面得到改进:防止操作上造成的疲劳——坐着进行手术;避免遭受放射——不需穿铅围裙,远离放射区;防止输尿管软镜激光损害——保证激光端处于直的位置;防止输尿管软镜机械性损害——可控和微细移动;操作输尿管软镜更准确——非常精细的移动。

由于工作手段和内镜技术的改进,输尿管软镜显著提高了我们有效地治疗上尿路病变的能力。将而随着令人兴奋的技术的变化,如目前已经有关于机器人辅助的输尿管软镜的开发应用(图 13-3-1),可以预见在未来十年内,输尿管镜在处理这些问题的作用应该继续增长,因而提高我们应用微创的方式处理更复杂的上尿路问题的能力。

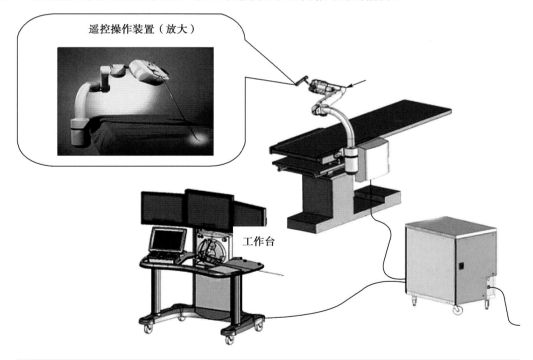

图 13-3-1 机械人输尿管软镜装置模式图

(吴文起)

参考文献

1. Brito,A. H. ,E. Mazzucchi,et al. Management of chronic unilateral hematuria by ureterorenoscopy. J Endourol. 2009. 23(8):1273-1276.

2. Cannon,G. M. ,M. C. Smaldone,et al. Ureteroscopic management of lower-pole stones in a pediatric population. J Endourol. 2007,21(10):1179-1182.

3. Challacombe,B. ,P. Dasgupta,et al. Multimodal management of urolithiasis in renal transplantation. " BJU Int. 2005,96(3):385-389.

4. Colin,P. ,P. Koenig,et al. Environmental factors involved in carcinogenesis of urothelial cell carcinomas of the upper urinary tract. BJU Int. 2009,104(10):1436-1440.

5. Danuser,H. ,R. Muller,et al. Extracorporeal shock wave lithotripsy of lower calyx calculi:how much is treatment outcome influenced by the anatomy of the collecting system? Eur Urol. 2007,52(2):539-546.

6. Dasgupta, P. , M. S. Cynk, et al. Flexible ureterorenoscopy:prospective analysis of the Guy's experience. Ann R Coll Surg Engl. 2004,86(5):367-370.

7. Elbahnasy,A. M. ,R. V. Clayman,et al. Lower-pole caliceal stone clearance after shockwave lithotripsy, percutaneous nephrolithotomy,and flexible ureteroscopy:impact of radiographic spatial anatomy. J Endourol. 1998,12(2):113-119.

8. Gadzinski, A. J. , W. W. Roberts, et al. Long-term outcomes of nephroureterectomy versus endoscopic management for upper tract urothelial carcinoma. J Urol. 2010,183(6):2148-2153.

9. Geavlete,P. ,R. Multescu,et al. Influence of pyelocaliceal anatomy on the success of flexible ureteroscopic approach. J Endourol. 2008,22(10):2235-2239.

10. Hyams,E. S. ,R. Munver,et al. Flexible ureterorenoscopy and holmium laser lithotripsy for the management of renal stone burdens that measure 2 to 3 cm:a multi-institutional experience. J Endourol. 2010,24 (10):1583-1588.

11. Scoffone CM,Cracco CM,Cossu M,et al. Endoscopic combined intrarenal surgery in Galdakao-modified supine Valdivia position:a new standard for percutaneous nephrolithotomy? Eur Urol. 2008 Dec;54(6): 1393-403.

12. Nakada,S. Y. ,O. M. Elashry,et al. Long-term outcome of flexible ureterorenoscopy in the diagnosis and treatment of lateralizing essential hematuria. J Urol. 1997,157(3):776-779.

13. Resorlu,B. ,C. Kara,et al. Percutaneous nephrolithotomy for complex caliceal and staghorn stones in patients with solitary kidney. Urol Res. 2011,39(3):171-176.

14. Roupret,M. ,R. Zigeuner,et al. European guidelines for the diagnosis and management of upper urinary tract urothelial cell carcinomas:2011 update. Eur Urol. 2011,59(4):584-594.

15. Sejiny,M. ,S. Al-Qahtani,et al. Efficacy of flexible ureterorenoscopy with holmium laser in the management of stone-bearing caliceal diverticula. J Endourol. 2010,24(6):961-967.

16. Turna,B. ,R. J. Stein,et al. Safety and efficacy of flexible ureterorenoscopy and holmium:YAG lithotripsy for intrarenal stones in anticoagulated cases. J Urol. 2008,179(4):1415-1419.

17. Wendt-Nordahl,G. ,T. Mut,et al. Do new generation flexible ureterorenoscopes offer a higher treatment success than their predecessors?"Urol Res. 2011,39(3):185-188.

18. borra I,Solsona E,Casanova J,et al. . Conservative elective treatment of upper urinary tract tumors:a multivariate analysis of prognostic factors for recurrence and progression. 2003,169(1):82-85.

19. Desai MM,Grover R,Aron M,et al. Robotic flexible ureteroscopy for renal calculi:initial clinical experience. J Urol. 2011,186(2):563-568.